마흔 살의
다이어트

Tameshite GATTEN Sinanaizo diet
ⓒ 2009 by Hajime Kitaori
First published in Japan in 2009 by MEDIA FACTORY, INC.
Korean translation rights reserved by Iaso Publishing Co.
Under the license from MEDIA FACTORY, INC., Tokyo.
Through Shinwon Agency Co.

이 책의 한국어판 저작권은 신원에이전시를 통한
MEDIA FACTORY, INC.과의 독점 계약으로 도서출판 이아소에 있습니다.
저작권법에 의해 한국 내에서 보호를 받는 저작물이므로 무단전재와 무단복제를 금합니다.

마흔 살의
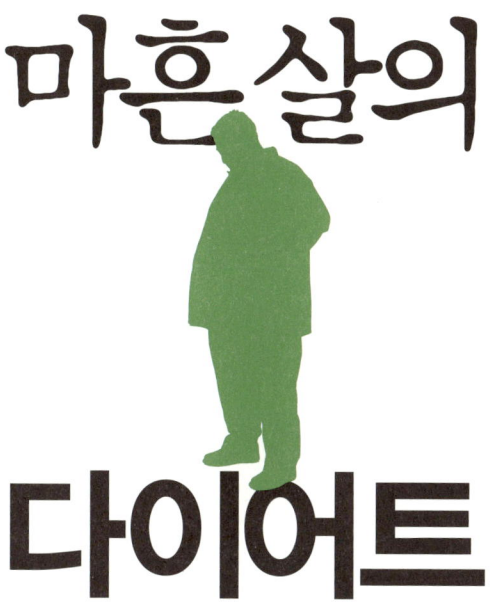
다이어트

기타오리 하지메 지음 · 임정희 옮김

이산

의지가 약한 모든 분들에게

"난 의지가 약해서……."

수많은 사람들이 반성하는 마음 반, 자학하는 마음 반으로 이렇게 말한다. 자신의 뚱뚱한 몸을 방치한 채로 말이다.

그러다가 어느 날 또 요상한 다이어트법에 매달린다. 하지만 대개는 돈 낭비로 끝나고 만다.

의지를 지배하는 것은 뇌 안의 이런저런 신경전달물질이다.
그것을 조절하는 방법이 있다.
체중 변화를 지배하는 것은 몸 안의 이런저런 호르몬이다.
그것을 조절하는 방법이 있다.

스트레스도 많고 밤늦게 먹고 마시는 일이 잦은 40대 방송국 PD가 자기 몸을 가지고 실험을 계속해, 의지의 강약과 관계없이 성공하는 다이어트 방법을 개발했다.

성공의 비결은 바로 뇌!

비만 치료 현장에서 일하는 의사와 보건사들이 찬사를 쏟아낸 방법!

바로 그 당사자들이 먼저 자기 몸으로 체중 감량에 성공했고, 그 경험을 바탕으로 지금 수많은 사람들을 비만과 대사증후군에서 벗어나는 길로 인도하고 있다. 건강에 빨간불이 켜진 중년들을 살려낸 것이다. 그래서 '안 죽는 다이어트'라는 이름으로 불리기도 한다.

이것은 그만큼 대중적이고 강력한 방법이다.

'안 죽는 다이어트'는 강한 의지 같은 것은 단 한 번도 가질 생각을 해본 적 없는 사람이 개발한, 다이어트 방법의 완결판이다.

강하지 않아도 된다. 가족을 생각해서라도 빨리 죽으면 안 되겠다는 의지만 있으면 된다. 그 의지는 틀림없이 생각했던 것보다 훨씬 쉽게 관철될 것이다.

/프/롤/로/그
의학과 뇌과학이 인간의 수명을 바꾼다

강한 의지가 필요 없는 이유

2007년 9월에 출간된 《마흔 살의 다이어트》는 발매 5일째부터 증쇄를 거듭했고, 이 책을 통해 실제로 수많은 사람들이 대사증후군에서 탈출하는 데 성공했다. 그들의 반응은 뜨거웠다. 조금씩 체중을 줄여나가면서 성공에 이르는 기쁨을 함께할 수 있었다는 내용은 물론이고, 그 방법의 수월함에 깜짝 놀랐다는 소감이 수없이 쏟아진 것이다. 개인 독자뿐만 아니라 기업이나 지자체, 의료기관에서 비만 문제를 담당하고 있는 사람들로부터도 같은 소식이 날아오고 있다.

회사 직원이 사망하거나 장기요양 등으로 직장을 이탈하는 사태를 막기 위해 일찍이 대사증후군 탈출 계획을 실행해 높은 성공률을 자랑하고 있는 직장이 있다. 바로 히타치다. 그런데 이 히타치가 직원들의 건강 지도에 '필독 교과서'로 선정하여 사용하고 있는 것이 바로 《마흔 살의 다이어트》였다. 참가자 전원이 이 책을 길잡이로 삼아 실천하고 있었던 것이다. 그 결과는 나중에 자세히 설명할 것인데, 히타치 건강관리센터의 대사증후군 총괄 지도 담당자인 산업의 나카가와 도루는 "성공에 이르는 철학과 노하우와 테크닉까지, 이 책 한 권으로 확실히 주지시킬 수 있었던 점이 아주 주효했다"고 말한다.

한편 오키나와 현의 기타나카구스쿠 마을은 일본 최고의 여성 장수 마을로 알려져 있지만, 사실 중장년층은 비만 대책이 시급한 상황이다. 그 때문에 지난해 가을 행정당국이 특정 보건지도를 시행하면서 《마흔 살의 다이어트》 전용 그래프 시트(엑셀판)를 도입했다. 그리고 시행한 지 얼마 되지 않아 주민들이 체중 감량에 성공했다는 희소식을 전해왔다고 한다.

세계 제일의 장수 고령자를 2명이나 배출한 가고시마 현 도쿠노시마의 한 마을에서도 마을 책임자가 먼저 나서서 《마흔 살의 다이어트》 실천을 담당 직원들에게 지시했다. '주민들의 건강 증진을 효율적으로 추진' 하기 위해서였다.

이처럼 《마흔 살의 다이어트》가 출간 1년 만에 전국 방방곡곡에 확산되면서 하나의 운동처럼 번져가고 있다. 이 책은 새로운 데이터와 최신 정보를 추가한 개정증보판이다.

현대 과학의 역사는 그때까지 상식으로 통용되던 것들이 비상식으로 바뀌어온 역사이기도 하다.

'비만'이라는 현대의 질병에 관해서도, 최근 10년 사이에 그 상식을 뒤엎는 사실들이 새롭게 발견되었다. 오사카 대학 의학부 연구팀은 새로운 사실을 밝혀냈는데, 내장지방이 심근경색의 특효약을 분비하고 있다는 것이다.

지금까지 내장지방은 고혈압, 고중성지방, 고혈당 등의 원인으로 지목되어왔으며, 마치 악의 소굴과 같은 존재로 여겨져왔다. 처음 연구팀이 내장지방에서 우리 몸에 좋은 지질이 나온다는 내용의 보고서를 발표했을 때, 엄청난 비판이 쏟아졌다고 한다.

그러나 지금은 전 세계의 연구자들이 모여 그 특효약인 '아디포넥틴(adiponectin)' 연구에 매진하고 있으며, 몸 안에서 그 물질이 잘 분비되도록 촉진하는 신약을 개발하는 데 박차를 가하고 있다.

여기에서 한 가지 중요한 사실이 있다.

심근경색의 특효약인 아디포넥틴은 우리 몸이 스스로 그 분비량을 늘릴 수 있다는 것이다. 이 책 전반에 걸쳐 그에 대한 구체적인 방법을 자세히 소개할 것이다.

또 하나 놀라운 사실은 내장지방이 '천연의 살 빼는 약'이라고도 불리는 렙틴(leptin)이라는 호르몬을 분비한다는 것이다. 이 렙틴이라는 호르몬을 효과적으로 활용할 수만 있다면, 무리하지 않고 살을 뺄 수 있다. 또 맛있는 것을 먹으면 우리 뇌에서 베타엔도르핀이라는 쾌감물질이 분비되는데, 이것을 잘 조절하면 강한 의지 같은 것이 없어도 즐기면서 체중 조절에 성공할 수 있다. 바로 이것이다. 과학의 진보 덕분에 현대인의 고민거리인 비만을 해결하는 가장 합리적인 방법이 이미 다 해명되었다고 말할 수 있는 것이다. 이제 문제는 그것을 어떻게 실천할 것인가다.

만약 다이어트의 목적이 '남에게 자랑할 만한 아름다운 몸매를 만드는 것'이라면, 이 책은 별로 의미가 없다. 그러나 '최소한 남들과 같은 몸매로 돌아가는 것'이 목표라면 이 책이 아주 유용할 것이다. 표준 체형으로 돌아가는 데 독하게 마음먹을 필요는 없다. 왜냐하면 '우리 몸이 본래 갖고 있던 능력을 활용하면 되기 때문'이다. 이 방법을 실천해본 사람이라면 바로 그 점을 실감했을 것이다.

대개 다이어트에 실패하는 원인은 '참는 데'에 있다. '참는 것'은 언젠가는 참지 못하는 날이 오기 때문에 좌절할 수밖에 없다. 그러나 이 책에서 소개하는 다이어트 방법은 '재미있기 때문에 좌절이란 것을 모르는 방법'이다. 이 개정증보판에는 그 메커니즘을 새로운 행동심리학 측면에서 해설한 내용이 추가되어 있다.

나라의 근간을 떠받치고 있는 중장년 여러분에게

나는 오랫동안 NHK의 인기 프로그램인 〈해보고 납득!〉을 제작하는 일을 해왔다. 이 프로그램에서 다양한 질병의 메커니즘을 독자적인 방법으로 해설하면서, 종래의 건강 정보나 상식에서 잘못된 부분을 지적해왔다.

이 책에서 다루고 있는 다이어트법은 '바로 그렇기 때문에 개발할 수 있었던 것'이기도 하다. 왜냐하면 〈해보고 납득!〉이라는 프로그램 자체가 과학적인 뒷받침이 필요한 것은 물론이고 누구나 시도할 수 있고 누구나 성공할 수 있는 것이 아니면 성립할 수 없기 때문이다.

나는 의료기관에서 입원 환자나 통원 환자들을 지도하는 데 쓰이고 있는 방법을 바탕으로, 1996년에 '체중을 재기만 해도 되는 다이어트'를 책으로 낸 바 있다. 그때 나는 그 효과를 확인하기 위해서 내 몸을 가지고 실험을 거듭했다. '폭음폭식을 해서 일부러 5~6킬로그램 정도 살을 찌운 후에 이 다이어트 방법으로 살을 빼는 실험'이었다. 그리고 나서 이것이야말로 모두에게 널리 알려야 할 다이어트법이라고 확신할 수 있었다.

방송에서 처음 이 방법을 소개한 것은 2003년 가을이었다. 그 당시 반응이 매우 뜨거웠는데, 지금까지도 다이어트에 성공했다는 기쁨에 찬 소식들이 프로그램 담당자 앞으로 날아들고 있다.

나도 여러 번 시도해봤지만, 이것은 정말 쉽고 아무런 괴로움 없이 성공할 수 있는 방법이다. 이 과정에서 몇 가지 새로운 사실이 밝혀지기도 했는데, 관련 내용들을 '실천하는 데 유용한 요령들'과 '전용 다이어트 그래프' 등의 형태로 추가했다.

하나 더 이야기하고 싶은 것이 있다. 표지와 78쪽의 내 MRI 사진을 봐주길 바란다. 나는 42세 생일에 다시 이 다이어트 방법을 실천하기 시작해서 7개월 만에 14킬로그램의 지방을 빼는 데 성공했다. 그리고 2년 이상이 지난 지금도 학생 때의 체중을 여유롭게 유지하고 있다. 나는 이 과정을 통해서 확신하게 된 중장년층 대상의 '살 빼는 비결'을 이 책에 빠짐없이 소개할 것이다.

이 책은 단순한 다이어트 책이 아니다. '체중을 재기만 해도 되는 다이어트' 방법에다가 돌연사를 예방한다는 개념을 추가해, 진정으로 '안 죽기 위한 다이어트법'을 엮어낸 것이다.

나는 가족을 지키는 핵심 구성원인 중장년층과 어려운 시기를 지나와 이제부터 인생을 즐겨야 할 노년층의 모든 분들이 이 책을 통해서 '안 죽을 수 있는 법'에 관심을 갖게 되기를 바란다. 많은 분들이 이 문제를 좀 더 진지하게 받아들일 수 있도록, 전반부에서는 비만이 우리 몸에 미치는 영향 등을 비교적 자세히 설명했다. 가족을 사랑하는 마음을 확인하는 의미에서라도 대충대충 건너뛰지 말고 꼼꼼히 읽어주셨으면 좋겠다.

/차/례/

의지가 약한 모든 분들에게 … 4

프롤로그 의학과 뇌과학이 인간의 수명을 바꾼다 … 6

제1장 내 인생은 나만의 것인가?

- 다이어트에 대성공하는 직장인들이 속출! 그 배경의 열쇠는? … 21
- 돌연사를 남의 일이라고만 생각하는 중장년 여러분에게 … 26
  암보다 무서운 것 27 | 오늘 밤 잠들기 전에 꼭 해보라고 권하고 싶은 것 28 |
  심장 그 자체를 상상해보자 30
- 당신이 끌어안고 있는 돌연사 위험인자 … 33
  권총과 총알 그리고 방아쇠 36 | 최신 연구로 밝혀진 중성지방의 정체 39
- 당신의 가족이 함께 알고 있어야 할 것들 … 44
  심장병에 관한 중요한 사실 45 | 뇌줄중에 관한 중요한 사실 48 | '혈관의 현재 상황'을 직접 보는 방법 51

제2장 아무도 가르쳐주지 않는 요요 현상의 과학적 진실

- 당신이 잘못 알고 있는 다이어트 상식 … 57
  다이어트와 건강보조 식품 때문에 발생하는 사망사고 59

- 왜 운동을 해도 살이 빠지지 않을까? … 63

  '살 빠지는 운동'의 신화 63 | '지방이 연소되기 쉬운 몸을 만든다는 것'에 대한 과잉 기대 65

- 유행하는 다이어트 방법으로는 요요 현상을 피할 수 없다 … 68

  체내에서 생산되는 살 빠지는 약, 렙틴 70 | 동양인은 유전적으로 살찌기 쉽다 73 |
  이런 살은 오히려 복? 74 | 뱃살을 두 손으로 잡아당기며 확인하지 말자 76

제3장 대사증후군이란 무엇인가?

- 허리둘레 85센티미터의 오해 … 81

  지방세포는 단순한 '창고'가 아니다 82 | 내장지방이 야기하는 피해 84

- 대사증후군 탈출은 생각보다 쉽다 … 87

  위험한 뚱보와 그냥 뚱보 88 | 허리둘레를 3~4센티미터만 줄여도 대단한 성과 90

- 대사증후군이 불러오는 바로 그 공포 … 93

  죽기보다 힘들다고 말하는 사람들 93 | 의료비가 증가하는 심각한 현실 95

제4장 '마흔 살의 다이어트'에 성공한 사람들

- 사례 1 정부기관 : 직원들이 모두 건강해졌다 … 101

  어느 보건사의 업무 103 | 단명하는 마을이라는 오명을 벗다 105 |
  보건 행정에 힘을 실어줄 수 있는 기회 108

- 사례 2 민간기업 : 키워 놓은 인재를 잃는 것은 손실 … 112
    대사증후군 집단 탈출 계획 113 | 73퍼센트가 대사증후군 탈출 115
    다이어트 기간이 끝나고 1년 뒤 120

- 나의 '안 죽는 다이어트' 기록 … 124
    14킬로그램 줄어든 체중을 유지하기 124 | 전국에서 날아드는 성공담 127

제5장 '뇌'로 살을 뺀다! '체중을 재기만 하는' 단순명쾌한 메커니즘

- 지속 가능한 다이어트 … 135
    강한 의지로 하는 다이어트가 아니다 136 | 뇌를 움직이는 원동력은 '기쁨' 138

- 이것이 체중을 재기만 해도 되는 다이어트! … 143
    '체중을 재기만 해도 되는 다이어트'의 다섯 가지 기본 규칙 145

- 요요 현상이 없고 칼로리 계산이 불필요한 이유 … 148
    대뇌가 요요 현상을 회피한다 149 | 먹어도 되는 것과 안 되는 것은? 151

- 핑계를 쓰는 날은 성공률을 높이는 일등공신 … 155
    정체기 자체가 성공의 전주곡 157
    중장년층이 '체중을 재기만 해도 되는 다이어트'에 성공하기 쉬운 일곱 가지 이유 160
    '안 죽는 다이어트'를 마치는 날 163

제6장 '체중을 재기만 해도 되는 다이어트' 입문편

- **내가 살을 뺀 비결 중의 비결, 기본 테크닉 열다섯 가지** … 169
  - 기본 테크닉 1 체중계는 어디에 놓아야 하는가? 169
  - 기본 테크닉 2 성공하는 체중계와 실패하는 체중계 171
  - 기본 테크닉 3 날짜를 정해놓고 배 사진을 찍는다 173
  - 기본 테크닉 4 다른 사람을 끌어들이는 물귀신 작전 175
  - 기본 테크닉 5 체중 측정에 유리한 잠옷 작전 176
  - 기본 테크닉 6 체중을 재기 전에 아침식사부터 해버렸을 때 178
  - 기본 테크닉 7 허리둘레는 너무 신경 쓰지 않아도 된다 180
  - 기본 테크닉 8 영양 계산이나 식사 일지 같은 것은 필요 없다 182
  - 기본 테크닉 9 운동은 일단 안 해도 좋다! 184
  - 기본 테크닉 10 물이나 차는 대환영! 185
  - 기본 테크닉 11 외식하는 요령은 '밥 반 공기'와 '한입 남기기' 186
  - 기본 테크닉 12 식사량은 하루를 통틀어서 생각한다 188
  - 기본 테크닉 13 엄청나게 과식을 해도 까딱하지 않는 몸 만들기 190
  - 기본 테크닉 14 그냥 걷지 말고 크게 걷기 193
  - 기본 테크닉 15 구멍 없는 허리띠에서 기쁨을 느낀다 195
  - 기본 테크닉 기타 실패한 다이어트와 성공한 다이어트의 심리학적 분석 196

제7장 '체중을 재기만 해도 되는 다이어트' 응용편

- **이제 익숙해졌으면—중급자용 은밀 테크닉 일곱 가지 … 203**

  중급 테크닉 1 1석4조의 윗몸일으키기 203

  중급 테크닉 2 술집에서는 일단 떠난다, 본다, 만진다 206

  중급 테크닉 3 맛있는 요리와 체중 감량은 양립할 수 있다 207

  중급 테크닉 4 근육 체질을 만드는 비용 제로의 극비 트레이닝 208

  중급 테크닉 5 꼭 추천하고 싶은 요구르트 210

  중급 테크닉 6 '작은 요요 현상'을 없애는 비책 211

  중급 테크닉 7 자기의 '체중의 역사'를 알자 213

  중급 테크닉 기타 체중이 잘 안 줄어드는 사람은 '계단 작전'을 215

- **고수가 되었다면—상급자용 고급 테크닉 여덟 가지 … 217**

  상급 테크닉 1 배고픔을 즉시 진압하는 테크닉 217

  상급 테크닉 2 화장실 용무와 관련된 왕 테크닉(위대장반사를 이용한 은밀 테크닉) 219

  상급 테크닉 3 감자칩으로 살 빼는 방법 222

  상급 테크닉 4 걸으면서 하는 '도보 복근 운동' 224

  상급 테크닉 5 술은 항상 맥주 노선으로 226

  상급 테크닉 6 사전에 두유 투입 작전—술자리 이야기에 덧붙여 227

  상급 테크닉 7 지방을 쉽게 연소시키는 '일단 빨리 걷기' 227

  상급 테크닉 8 체중 유지는 바이메탈 기능을 응용하자 230

  상급 테크닉 기타 이것이 최고다! 맛보기 다이어트란? 232

에필로그 다이어트 후에 갖게 되는 새로운 가치관 … 235

다이어트 시트 사용법 … 243

100칼로리 다이어트 카드로, '재기만 하는 다이어트'를 강력 지원! … 250

책을 마치며 … 252

※ 다이어트라는 말은 원래 '영양 또는 식사 관리' 등을 가리키지만, 이 책에서는 체중 관리(감량)를 포함한 광의의 뜻으로 사용하고 있다.

※ 당뇨병에는 생활습관과 관계없이 발생하는 유형(1형)도 있으나, 이 책에서는 2형만을 취급하고 있다.

제1장

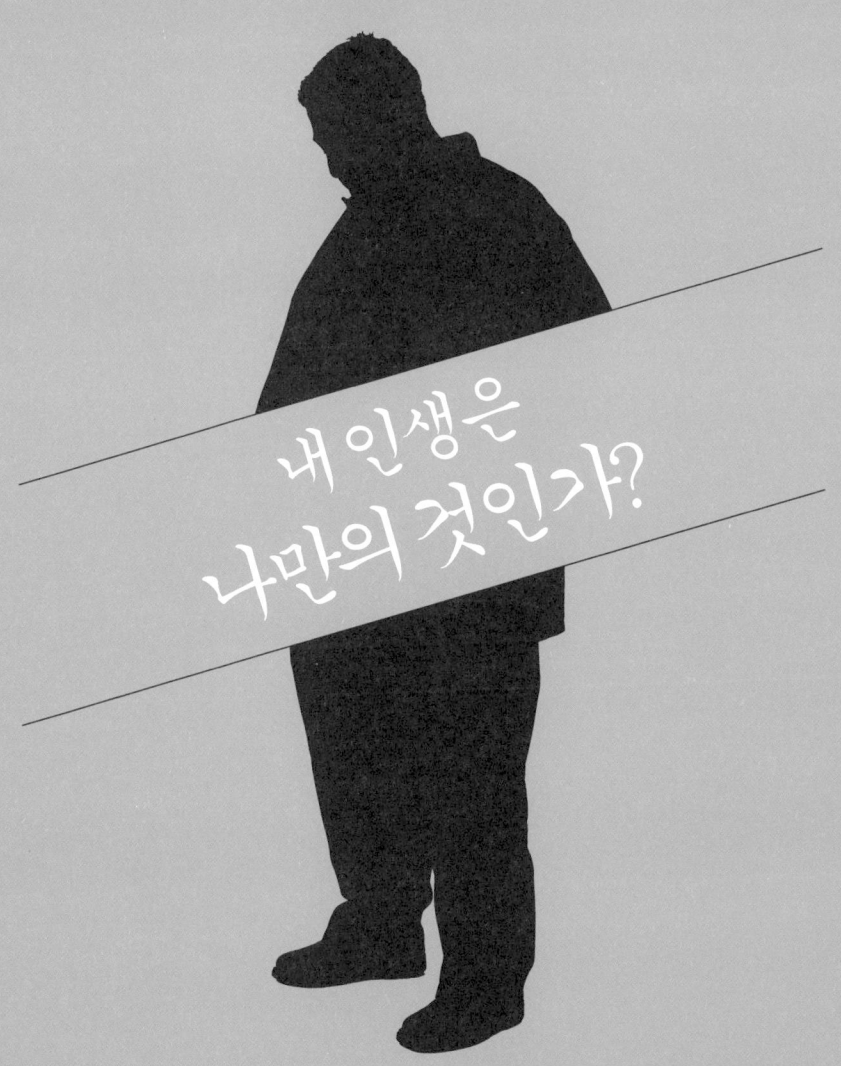

내 인생은
나만의 것인가?

다이어트에 대성공하는
직장인들이 속출! 그 배경의 열쇠는?

"지금까지 이렇게 기쁜 새해를 맞이해본 적이 없었다. 가족들이 참으로 기뻐했다."

"앞으로 사회생활을 해나가는 데 커다란 재산을 얻은 것 같다."

"의지가 있는 곳에 성공이 있다."

히타치 건강관리센터가 실시한 90일간의 다이어트 실험에 참가한 사람들이 담당자에게 보내온 소감이다. 힘든 다이어트 과정이 채 끝나기도 전에 저절로 기쁜 소식을 전하고 싶어지는 다이어트. 성공한 사람 중의 하나인 노다 고사쿠 씨(73킬로그램에서 69킬로그램으로 감량)는 반년 후 어느 잡지사의 취재에 응하면서 "이 방법을 썼는데 만약 실패하는 사람이 있다면, 그 이유가 뭔지를 들어보고 싶다. 전혀 생각할 수 없는 일이다"라고 했다.

히타치는 산업의과대학 공중위생학 연구실, 손보재팬 종합연구소와 공동으로 다이어트 원격지도 지원 시스템을 개발하여, 비즈니스 차원에서 대사증후군 대책 시장에 도전장을 던졌다. 이 다이어트 방법을 '하라스마 다이어트'라고 하는데, 내가 개발한 '체중을 재기만 해도 되는 다이어트'를 바탕으로 히타치 건강관리센터의 산업의인 나카가와 도루가 독자적인 연구를 거듭해 만들어낸 것이다. 그 놀라운 성과를 잠시 살펴보도록 하자.

실험은 2007년 11월부터 2008년 2월에 걸쳐 행해졌다. 직장인에게는 1년 중에서도 다이어트에 돌입하기가 가장 곤란한 시기였다. 업무와 관련해서는 송년회와 신년회 등이 있거니와, 가정에서도 크리스마스 케이크나 명절 음식 등을 피하기 어려운 악조건이 줄줄이 이어지기 때문이다. 그런데 뜻밖에도 60명의 참가자 가운데 탈락자는 단 2명뿐이었다. 그뿐만이 아니라 모두가 평균 3.8킬로그램의 감량에 성공했다(그림 1-1). 그중에는 체중을 12킬로그램이나 줄이는 데 성공한 사람도 있었다.

조금 더 자세히 살펴보자. 목표 체중(5퍼센트 감량, 90킬로그램 이상인 사람은 7퍼센트 감량)에 이르는 데 성공한 사람은 27명이었는데, 이들은 평균 5.9킬로그램이나 체중을 줄였다. 놀라운 사실은 목표 체중에 이르지 못한 사람들도 연말연시에 0.2킬로그램밖에 늘지 않았으며 이들도 최종적으로는 평균 2킬로그램을 줄이는 데 성공했다는 것이다(그림 1-2). 시작할 때보다 체중이 늘어난 사람은 단 한 명도 없었다. 특별히 의지가 강한 사람들도 아니고, 지극히 평범한 직장인들이었는데 말이다.

새해 연휴가 끝나고 업무가 시작되자마자 건강관리센터에는 실험 참가자들의 메일이 속속 날아들었다고 한다. 결과를 알려주고 싶어서 참을

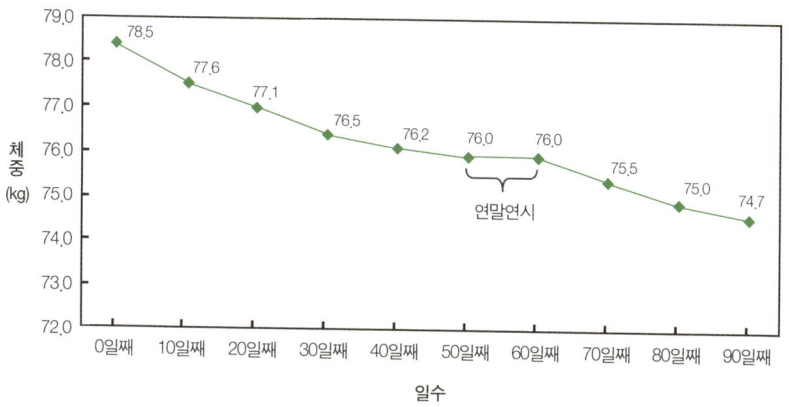

〈그림 1-1〉 90일 동안의 체중 변화(58명의 평균, 2007년 11월~2008년 2월)

수가 없었던 것이다. "술을 마실 때는 미리 야채를 많이 먹고 튀김 종류는 피했다", "밤 10시 이후에는 먹고 마시는 것을 금했다", "술을 많이 마신 다음 날에는 일찍 일어나서 더 많이 걷는 벌칙을 정해 습관화했다. 그 덕분에 음주량도 줄일 수 있었다" 등등 자신이 주의하고 있는 내용을 조목조목 적어서 보낸 사람도 있었다. 그리고 그 글은 "이러한 변화에 가족들도 정말로 기뻐했고, 지금까지 경험하지 못했던 새로운 새해를 맞이하고 있다"는 말로 끝을 맺고 있었다. 다이어트 지도를 담당하고 있는 보건사들이 기쁨을 함께 나눈 것은 두말할 필요도 없다.

참가자들이 자신의 진척 상황이나 독자적으로 연구하고 궁리한 내용들을 기쁨에 찬 목소리로 보건사에게 알려주고 있는 것이다. 대사증후군 대책을 나라가 일방적으로 시행하는 귀찮은 정책이라며 비판하는 보도가 여기저기서 나오고 있는 와중에, 누가 이런 상황을 상상이나 했겠는가?

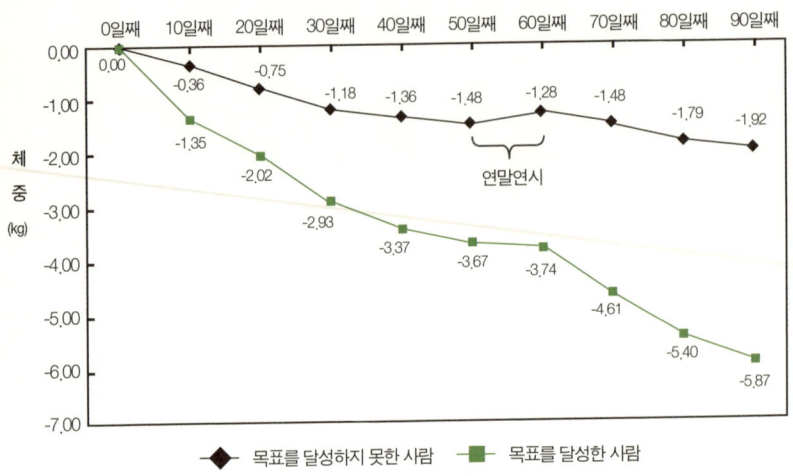

〈그림 1-2〉 목표 달성별 90일 동안의 체중 변화(참가자 평균)

그러나 이것은 해보면 안다. 그리고 하면 되고, 해본 사람만이 성취감을 느낄 수 있다. 이 성공 다이어트법의 비결은 바로 '기쁨의 감정을 원동력으로 이용하는 다이어트 방법'이라는 것에 있다. 이런 방식은 지금까지 없었던 것이다(하라스마 다이어트 방법에 사용하는 '운동과 식품별 100칼로리 카드'는 251쪽에 소개되어 있다).

그래프의 우하향을 기뻐하는 데서 인생이 바뀐다

회사에서는 우상향만을 요구한다. 그런 가운데서 직장인들은 바쁜 업무와 접대 등으로 다이어트에 뛰어들 엄두조차 내기 어렵다. 이때 하라스마 다이어트에 성공한다는 것은 마치 한줄기 빛을 만나는 것과도 같다. 그것은 동시에 이 책의 방법론이나 정신론이 바로 그런 직장인과 중장년 남성들에게 유효적절하다는 것을 증명하는 셈이기도 하다.

돌연사를 남의 일이라고만 생각하는
중장년 여러분에게

사망 원인 제1위는 암이다. 3명 중 1명이 암으로 죽고 있다. 이제 좀 살 만하다 싶을 때 암으로 죽는 경우도 적지 않다.

통계에 따르면, 30~50대의 암 사망자 수는 2006년에 4만 4766명이었다. 같은 해 심장병과 뇌졸중으로 인한 사망자 수는 의외로 많아서 2만 3649명에 이르렀다.

한창 일할 나이에 죽을 가능성은 심장병이나 뇌졸중의 경우에도 결코 낮다고 볼 수 없다. 여기에는 또 다른 문제가 있다.

암은 힘든 투병 생활이 길게 이어지는 이미지가 있기 때문인지, 젊은 나이에 죽는 것에 대한 두려움과 슬픔이 사람들의 마음에 깊이 각인되어 있다. 그러나 심장병이나 뇌졸중으로 인한 죽음은 그렇지가 않다. 아주 가까운 사람이 아니면 '참 허망하게 갔네' 하는 생각이 들 뿐이고, 그마저도 시간이 좀 지나면 잊어버리는 경향이 있다. 이것이 바로 돌연사가 줄어들지 않는 이유 중 하나다.

암보다 무서운 것

또 한 가지 큰 문제가 되는 것이 '마음의 준비'에 관한 것이다. 무엇보다도 암에 걸리면 어제까지 말짱하던 사람이 갑자기 오늘 죽어버리는 일은 없다.

그러나 뇌졸중의 일종인 지주막하출혈은 이야기가 다르다. 1년간 사망자가 약 1만 5000명인데, 그중 20퍼센트인 약 3000명 정도가 발병한 지 24시간 이내에 사망하고 있다. 자식들에게 혼자 남은 엄마를 잘 부탁한다는 말을 남길 틈도 없이 그대로 사망하는 경우가 많다. 설사 간신히 목숨을 건진다 해도 심한 후유증으로 인해 사회에 복귀하는 사람은 약 30퍼센트에 불과하다.

'생활습관병'이라는 이름 때문에 매일 조금씩 증세가 진행되고 있을 것이라고 착각하는 사람이 많은데, 그렇지 않다. "어제까지만 해도 멀쩡했는데 갑자기 오늘……." 뇌졸중은 바로 이런 병이다.

물론 심근경색으로 대표되는 심장병도 똑같이 무서운 병이다. 심장근육이 갑자기 미세하게 경련을 일으키기 시작하는 심실세동이라는 증상의 경우, 수 초 사이에 의식을 잃고 10분 안에 목숨을 잃고 마는 경우가 많다. 쓰러지자마자 구급차를 부른다 해도 이미 손쓸 수 없는 경우가 적지 않은 것이다.

'마음의 준비'를 할 수 없기 때문에 남은 가족들이 입는 상처는 그만큼 크고 깊다.

오늘 밤 잠들기 전에 꼭 해보라고 권하고 싶은 것

여기서 가장 큰 문제가 되는 것은 '알고는 있는데, 왠지 남의 일 같다'고 생각하는 마음이다. 이것을 '나의 일'로 여길 수 있느냐 없느냐 하는 문제인 것이다.

아직도 담배를 끊지 못하고 있는 사람들은 대개 이런 소리를 많이 한다. "내가 좋아서 피우는 담배이니, 피우다가 죽어도 할 수 없지"라고 말이다. 본인은 반성하는 마음도 한 자락 밑에 깔고 멋진 대사를 날린다고 생각할지도 모르겠다. 그러나 내 눈에는 '다른 사람을 사랑해본 적이 없는 한심한 인간'으로 비칠 뿐이다.

죽는 사람은 좋다. 그러나 남은 사람은 평생을 "내가 왜 담배를 끊게 하지 못했을까?" 하는 후회와 자책감 속에 살아야 한다. 그런 마음을 헤아릴 줄도 모르면서 "나는 가족을 사랑한다"는 둥 허튼 소리를 해서는 안 된다는 말이다.

흡연은 폐뿐만 아니라 식도, 인두, 위, 간 등의 암에 걸릴 확률을 현저하게 높인다. 그것뿐인가? 온몸의 혈관을 날깃날깃하게 만들어 돌연사할 확률을 높인다. 이것이 바로 수많은 흡연자들이 간과하고 있는 사실이다. 그저 명색뿐인 암 검진으로는 혈관계통의 질병이 예방되는 것도 아니며 아무짝에도 도움이 안 되는데, 그런 것도 모르고 말이다.

'나의 일'이 될 수도 있다는 것을 알면서도 왠지 실감이 안 난다고 하는 사람이 많다. 그런 사람들에게 오늘 밤 잠들기 전에 당장 해보라고 권하고 싶은 것이 있다.

우선 종이와 연필을 준비하자.

종이 위에 다음과 같은 내용을 머릿속에 떠오르는 대로 적어보자.

'내가 예상보다 빨리 죽게 되는 상황을 맞았다고 할 때, 죽기 전에 해야 할 일'의 목록을 작성하는 것이다. 진지하게 생각한다면 얼마든지 떠오를 것이다.

이것은 종이에 적어본다는 데 의미가 있다. 전부 쓰지 않아도 된다. 또 그럴 수도 없다. 그러나 그냥 머릿속으로만 생각하면, 한순간 끓어오르던 '실감'이 다시 어디론가 사라져버린다. 그래서 글로 쓰는 것에 의미가 있는 것이다.

생각해보자. 회사 업무의 인수인계도 당연히 해야 할 것이다. 소중하게 여기던 취미생활과 그에 관련된 물건들은 어떻게 할 것인가? 앞으로 아이가 자라서 취직을 걱정하게 될 때 해주고 싶은 조언들도 미리 해놓아야 할 것 같다. 혹시 언젠가 집을 처분해야 하는 사태가 벌어졌다고 해도 남겨두었으면 하는 것들, 친구에게 보내려고 했는데 아직 인화하지 못한 사진 정리, 또는 몰래 감춰두었던 비상금은? 자신의 부음을 전할 오랜 친구들의 연락처, 혼자 남게 될 아내에게 쓰고 싶은 편지 등등.

그중에서도 반드시 해두고 싶은 일에 표시를 해놓자(거기에 우선순위까지 매기기 시작하면 오늘 밤 안으로는 끝내지 못할 것이다).

그런 다음에 구체적으로 상상해보기 바란다.

그 항목들 가운데 단 한 가지도 실행에 옮기지 못한 채, 자신의 임종을 가족들이 지켜보고 있는 장면을 말이다. 돌연사라는 게 무엇이냐고? 바로 이런 것이다!

종이와 연필을 준비하지 않는 사람은 가족을 그다지 사랑하지 않는 모양이라고 생각해주기 바란다. 그리고 겸연쩍다는 듯이 웃으면서 이런 소리를 늘어놓는 사람이 있다. "요즘 배가 좀 나와서 말이야"라고 말이다. 이런 사람도 가족을 진지하게 생각해본 적이 없는 사람이다. 최소한 이 책을 읽어야겠다는 의지를 갖고 있는 사람이라면 그렇게 생각하는 것이 옳다.

예전에 나도 이 문제를 앞에 놓고 생각해본 적이 있다. 그때 나는 남은 사람이 가장 먼저 해야 할 일부터 생각하고, 내가 죽었다는 사실을 알렸으면 하는 사람들의 목록을 만들기 시작했다. 그러다가 바로 단념했다. 꼭 연락했으면 하는 친구들을 골라서 표시를 해나가는데, 눈물이 쏟아지기 시작했던 것이다. 갑자기 닥친 황망한 사태에 어쩔 줄 모르면서 이 목록을 들여다보고 눈물을 흘릴 아내의 모습이 떠올랐기 때문이다. 나는 결코 가족을 그런 불행에 빠뜨릴 권리가 없다.

심장 그 자체를 상상해보자

"건강은 잃어버리고 나서야 비로소 그 소중함을 깨닫게 된다." 그런데 이 말을 들을 때조차도 자신의 장기가 지금 어떤 상태이고, 어떻게 움직이고 있는지는 잘 상상하지 못한다.

예를 들면 자신의 심장이 하루에 몇 번이나 두근두근 뛰고 있는지 알고 있을까? 약 10만 번이다. 1분에 약 70번 뛰는데, 여기에 60(한 시간은 60분)을 곱하고 다시 24(하루는 24시간)를 곱하면 10만 800번이 된다. 대단하지 않은가! 주먹이 심장이라 생각하고 쥐었다 폈다를 반복해보면 실감할 수 있을 것이다.

심장은 우리가 어머니 배 속에 있을 때부터 지금 이 순간까지 한시도 쉬지 않고 계속해서 뛰었다. 이것은 심장의 한 부분에서 규칙적으로 나오는 미세한 전기 신호에 따라서 심장의 근육세포가 수축과 이완을 반복하기 때문이다. 상상이 되는가? 허리띠처럼 생긴 것으로 허리에 감고 스위치를 누르면 전기 자극이 일어나 복근을 단련할 수 있다고 하는 상품이 있는데, 이와 비슷한 원리다. 몸을 움직일 때 쓰는 근육과 달리 심장 근육은 피로를 잘 느끼지 않으며 근육통도 없다. 참으로 고마운 근육이 아닐 수 없다.

자, 그러면 다시 생각해보자.

오늘 밤 잠을 자는 동안에 특별한 징조도 없이 그 미세한 전기 신호가 불규칙하게 흐트러졌다고 상상해보는 것이다(실제로 심근경색은 심야나 이른 아침에 많이 발생한다).

그것만으로 당신의 가족은 두 번 다시 당신을 만날 수 없게 된다.

심장근육은 불규칙한 신호에 따라 제멋대로 수축하고, 여기저기 부르르 떨면서 경련을 일으킨다. 이쯤 되면 심장 근육이 아직 움직이고는 있다 하더라도 온몸으로 혈액을 내보내는 동작이 멈추게 된다. 혈액 공급이 끊어지면 뇌는 순식간에 기능이 마비된다. 즉 "구, 구급차······" 하고 채 말을 마치지도 못하고 순간적으로 의식을 잃어버린다. 당신은 영영

눈을 뜨지 못하게 된다. 아무도 만날 수 없게 되는 것이다. 아침이 되어 몸이 싸늘하게 식은 당신을 발견하는 것은 누가 될 것인가?

이런 상황을 그저 남의 일처럼 여기지 말고, 조금 전에 하나하나 적어놓은 '해야 할 일의 목록'을 보면서 상상해보기 바란다. 당신 안에서 틀림없이 뭔가 달라지는 것이 있을 것이다. 중년 비만을 방치하고 있는 당신에게 그 위험한 순간이 언제 닥칠지 모르며, 오늘 밤 바로 그런 일이 벌어질 수도 있다. 뚱뚱한 편은 아닌데 배가 좀 나온 사람, 다시 말해 적당한 키에 적당히 살집이 있는 보통 체격인데 배만 약간 볼록 나와 있는 사람도 안심할 수 없다. 이런 경우에는 가족의 충격이 훨씬 더 클 것이다.

그렇게 될 확률을 확 낮추는 간단한 방법이 바로 '안 죽는 다이어트'다. 죽음에 이르지 않는 몸을 만들어주는, 아주 쉽고 확실한 방법이다.

왜 처음부터 다이어트가 목숨을 구한다는 이야기를 하고 있는 것일까? 아니 그것보다 왜 뚱뚱해지면 돌연사할 확률이 올라가는 것일까? 이에 대해서는 뒤에서 더 자세히 알아보기로 한다.

당신이 끌어안고 있는
돌연사 위험인자

언덕 위에 집이 두 채 있다고 해보자. 하나는 집에서 내다보이는 바깥 풍경이 그다지 아름답지 않으나 튼튼하게 잘 지어진 집이고, 또 하나는 전망은 끝내주게 좋은데 지반이 가라앉을 위험이 2배 높은 집이다. 둘 중 하나를 고르라고 한다면, 당신은 후자를 선택할 수 있겠는가?

이번에는 비행기를 타고 출장을 가야 하는 경우를 생각해보자. 좌석이 비좁은 데다 기체도 낡은 A항공사와, 널찍한 좌석에 승무원들의 서비스도 뛰어난 B항공사가 있다. 그런데 만약 B사 항공기가 추락할 확률이 A사보다 2배 높다는 사실을 알게 되었다고 하자. 그래도 당신은 B사를 선택할 수 있겠는가? 3배라면, 5배라면 어떨 것 같은가? 아마도 B사를 선택할 사람은 없을 것이다. 비록 그것이 '100만 비행 시간당 0.1회' 또는 '100만 비행 시간당 0.5회'의 차이와 같다고 하더라도 말이다(100만 시간은 약 114년에 해당한다).

그런데 이렇게나 안전성을 생각하는 사람이 불규칙한 생활습관에는 전혀 무감각하다. 그 때문에 심장병을 일으킬 확률을 아주 쉽게, 그것도 입이 딱 벌어질 정도로 가속적으로 높이고 있는 게 현실이다.

약간 중년 비만인 데다 혈당도 높은 사람이 "혈압도 좀 높다고 하네, 허허" 하고 웃을 때, 자신이 심장병을 일으킬 확률이 그렇지 않은 사람의 3배라는 사실을 알고는 있는 것일까? 게다가 흡연자라면 확률은 2배 더 올라간다. 비행기 추락 사고로 목숨을 잃을 확률은 연간 10만 명당 0.0169명인 데 비해, 심장병의 경우에는 연간 10만 명당 126.5명이 목숨을 잃고 있다. 이를테면 종업원 1000명이 일하는 회사에서 해마다 1명씩 심장병으로 목숨을 잃고 있는 것이다. 계속 읽어나가기 전에 자릿수 자체가 다른 이 차이를 잘 기억해주기 바란다. 평생을 사는 동안에 비행기를 타는 시간은 얼마 되지 않으나, 심장은 하루 24시간 내내 당신의 생명을 책임지고 있다. 지금 이 순간에도 누군가의 몸 안에서는 돌연사할 준비가 착착 진행되고 있다. 사람에 따라서는 그 위험도가 5배, 10.3배, 더 나아가 18.6배, 57.3배에 이른다.

그러면 현재 당신의 위험도는 어느 정도일까?

심장병을 일으킬 가능성은 여러 연구 결과로 산출해낼 수 있다. 우선 당신이 '위험인자'를 얼마나 가지고 있는지를 알아야 한다. 위험인자란 '높은 콜레스테롤 수치', '중성지방 수치', '혈당치', '혈압', '흡연', '내장비만'을 가리킨다. 이런 것들이 어떻게 심장병이나 뇌졸중을 일으키는지는 나중에 설명하기로 하고, 우선은 위험도를 알아보는 방법부터 소개하겠다.

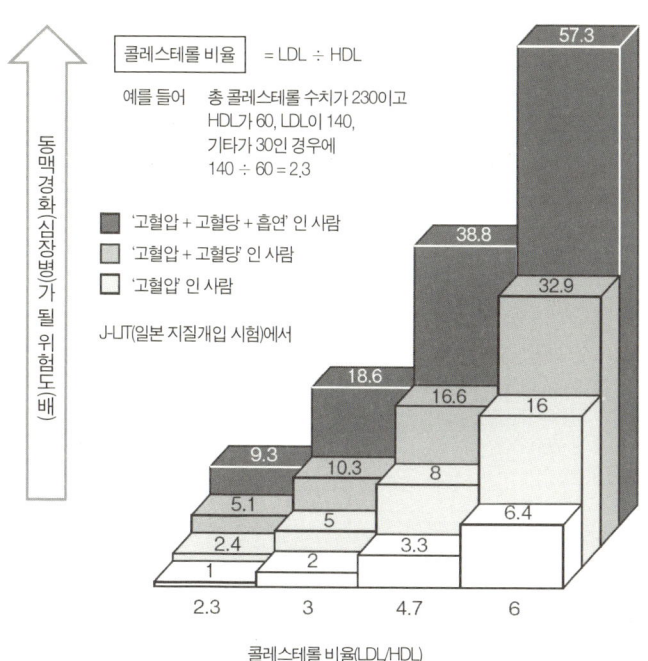

〈그림 1-3〉 동맥경화(심장병)의 위험도

　보통 콜레스테롤 수치가 높다고 할 때 그것은 좋은 콜레스테롤과 나쁜 콜레스테롤을 합친 총 콜레스테롤 수치를 가리킨다. 그러나 사실은 전체 수치보다도 좋은 콜레스테롤(HDL)과 나쁜 콜레스테롤(LDL)의 비율이 훨씬 더 중요하다는 사실이 밝혀졌다.

　총 콜레스테롤 수치는 좀 높더라도 그중에 좋은 콜레스테롤이 차지하는 비율이 높으면 문제가 없다. 반면 나쁜 콜레스테롤의 비율이 높다면 주의할 필요가 있다. 이 비율은 '나쁜 콜레스테롤 ÷ 좋은 콜레스테롤'

의 값으로 산출하며, 2.3 이하를 이상적인 수치로 보고 있다.

그럼 여기서 〈그림 1-3〉을 봐주기 바란다. 이 비율이 2.3일 때의 심장병 위험도를 1이라고 할 때, 비율이 3인 사람은 심장병 위험도가 2배로 올라가고, 비율이 4.7인 사람은 3.3배로, 비율이 6인 사람은 6.4배로 크게 증가한다(앞쪽의 흰색 부분).

여기에 고혈압, 고혈당, 흡연이라는 요소가 추가되면 위험도는 더욱더 높아진다. 예를 들어 'LDL ÷ HDL' 수치가 6인 경우를 보자. 여기에 고혈압이 추가되면 16배가 되고, 다시 고혈당과 흡연 요소가 추가되면 위험도는 무려 57.3배로 상승한다(표의 맨 오른쪽 줄, 앞에서부터 뒤쪽으로). 건강검진 항목에 LDL과 HDL 수치가 나와 있다면, 바로 계산해보기 바란다.

내가 이렇게 골치 아픈 그림을 처음부터 늘어놓은 데에는 이유가 있다. 현재 당신의 위험도가 어느 정도인지를 깨닫게 하는 것도 물론 중요하지만, 그것보다도 위험인자를 하나라도 개선하면 위험도가 차츰 내려간다는 중요한 사실을 알리고 싶기 때문이다.

권총과 총알 그리고 방아쇠

심장병의 대표격이라 할 수 있는 심근경색은 심장의 표면을 덮고 있는 혈관인 관상동맥이 막히는 것이다. 관상동맥은 심장 자체에 산소와 영양을 공급하는 혈관이다. 그러므로 여기가 막히면 심장을 움직이는 근육이 죽어버려 몸 전체로 혈액을 보낼 수 없게 된다. 반면에 뇌경색은 말 그대로 뇌의 혈관이 막혀서 그 주변의 뇌세포가 죽어버리는 것이다. 굵은 혈관이 막히면 곧바로 치명상으로 이어진다. 심근경색이든 뇌경색이든 둘 다 자각 증상이 없다가 갑자기 어느 날 죽음으로 이어지는 경우가 많아서 '소리 없는 살인자'라고 불린다. 소리 없이 조용히 다가와서 일격을 가하는 살인자의 인상을 주기 때문이다.

두말할 것도 없이 이들 질병의 첫 번째 원인은 동맥경화다. 그러나 두 가지 모두 혈관이 서서히 좁아지다가 어느 날 혈액의 흐름이 끊어지게 되는 것보다는, 좁아진 혈관 부분에 혈전이라는 응고된 혈액 덩어리가 걸려 마치 뚜껑처럼 혈관을 덮어버림으로써 단번에 혈류를 차단해 일어나는 경우가 많다. 이 때문에 혈전은 권총의 총알에 비유할 수 있다. 그러면 권총에 해당하는 것은 무엇일까? 또 직접적인 방아쇠에 해당하는 것은 무엇일까?

실제로 우리 몸 안에서 일어나는 일을 상상하면서 생각해보자.

혈관이 혈전으로 막혀버리는 일이 일어나려면 나름대로 준비 단계가 필요한데, 그것이 동맥경화다. 동맥경화는 단순히 혈관이 좁아져서 혈전이 막히기 쉽다는 것이 전부가 아니며, 바로 그 좁아진 부분에서 혈전이 생기기 쉽다는 특성이 있다. 그런 의미에서는 동맥경화 자체가 권총에 해당한다고 할 수 있다. 뇌경색의 경우에는 목의 혈관인 경동맥이 권총이 되어 거기서 발사된 총알(혈전)이 뇌를 공격하는 경우가 많다.

동맥경화는 그 이름이 주는 느낌 때문에 혈관이 딱딱하게 굳는 것으로 생각하기 쉽다. 그러나 혈관 안쪽이 반대로 흐물흐물한 상태가 되는 종류도 있다. 위험한 것은 오히려 이 '흐물흐물 유형'인데, 마치 죽 같은 상태를 보인다고 해서 죽상경화라고 부른다.

사실 혈관 계통을 수술하는 의사들의 이야기에 따르면, 혈관을 보면 그 사람의 흡연 경력을 알 수 있다고 한다. 골초들의 혈관은 딱딱하게 두꺼워진 부분과 흐물거리는 죽상 부분이 여기저기 엉망으로 퍼져 있어 온통 너덜너덜한 상태라는 것이다.

그런데 죽상 부분은 대단히 여리고 약해서 조금만 자극을 주어도 쉽게 상처가 난다. 심근경색을 일으킨 사람의 관상동맥을 혈관내시경으로 들여다보면, 작은 균열들이 나 있고 여기저기가 조금씩 벗겨져 있는 것을 알 수 있다. 그런데 이렇게 되었을 때가 가장 위험하다. 이 작은 상처를 '부상' 당했다고 인식한 혈소판이 그 부분을 덮으려고 한꺼번에 모여들어 그 부분을 딱딱하게 만들어버리기 때문이다. 이와 동시에 다른 혈중 성분들이 엉겨 붙으면서 딱지 같은 것을 만드는데, 이것이 바로 혈전이다.

처음에는 아주 작은 상처가 "지직" 하고 생긴 것뿐이다. 그런데 이것이 목숨을 앗아가기에 이르는 것이다. 그러니까 이 '지직'을 일으키는 것이 방아쇠가 되는 셈인데, 대부분 고혈압이 그에 해당한다고 보고 있다. 너덜너덜하고 흐물흐물한 부분을 혈액이 강한 압력으로 '빠악' 밀고 지나가기 때문에 '지직'이라는 일이 발생하는 것이기 때문이다.

드라마를 보면 완고한 아버지가 버럭 화를 내다가 갑자기 "으윽" 하면서 가슴을 부여잡고 쓰러지는 장면이 나온다. 그때 그 아버지의 몸 안에서는 "빠악" → "지직" → "혈관에 상처 발견! 빨리 막아랏! 모두 총출동!"이라는 메커니즘이 작동했다고 보면 된다. 내친 김에 계속하자면, "좋았어. 딱지 형성 성공!" → "어라? 근데 심장근육에 피가 안 흐르네?"

→ "그래서 뭐? 우리의 임무는 눈앞에 생긴 상처를 빨리 막아서 고치는 것이닷!" 하는 사태가 벌어졌다고 볼 수 있다. 이런 메커니즘으로 연간 약 4만 5000명이 심근경색으로, 약 7만 7000명이 뇌경색으로 목숨을 잃고 있다. 평소에 고혈압이 아닌 사람도 혈압이 올라가는 순간은 조심해야 한다.

자, 여기서 한번 생각해보기 바란다.

아무도 모르는 사이에 슬그머니 살인자가 다가와서 권총에 총알을 장전하고 방아쇠에 손가락을 건 채 대기하고 있는 상황이, 어쩌면 지금 당신의 몸 안에서 벌어지고 있을지도 모른다. 그러면 그 살인자란 존재가 도대체 무엇인지, 누가 그 살인자를 불러다 몸 안에 몰래 끌어들였는지, 그리고 높은 콜레스테롤 수치와 고혈당, 고혈압, 흡연, 비만 등을 누가 불러들이고 누가 방치해왔는지를 생각해보자.

최신 연구로 밝혀진 중성지방의 정체

1995년 무렵만 해도 '중성지방 수치가 약간 높은 것' 자체는 그다지 큰 문제로 여기지 않았다. 직접적으로 병변에 관여하지 않기 때문에 '이대로 가면 혈당이나 콜레스테롤 수치가 높아지게 될 것'이라는 징후 정도로만 취급했다.

그러나 최근에 그 '간접적인 관여'가 뜻밖에 심각한 결과를 불러오고 있다는 새로운 연구 결과가 차례차례 발표되었다.

혈액 속에 섞여 다니는 중성지방은 공장이나 빈 창고에 물건을 운반하

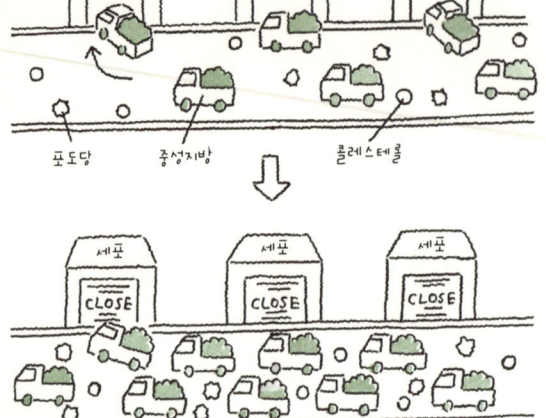

〈그림 1-4〉 중성지방 수치가 높을 때 일어나는 일 ①

보통 때는 세포가 지방을 받아들이지만, 지방이 가득 넘치면 문을 닫는다.

세포가 수납 거부 상태가 되면, 혈액 속을 달리던 트럭(중성지방)이 정체되고 중성지방 수치가 높은 상태가 된다. 그 결과, 고혈당과 고콜레스테롤 상태가 야기된다.

려고 도로를 돌아다니고 있는 트럭에 비유할 수 있다. 즉 중성지방은 도로 위에 얼마나 많은 트럭들이 돌아다니고 있는지를 나타내주는 지표인 것이다. 트럭에 실려 있는 물건은 '에너지'로서, 고체 연료 비슷한 것이라고 보면 된다. 그러므로 이 트럭 수가 증가하여 도로가 정체될 기미가 보이면, 혈액 전체의 유동성이 나빠지게 된다.

이러한 메커니즘이 최근의 연구로 밝혀지게 되었는데, 중성지방의 '나쁜 짓' 하나를 소개하자면 이렇다. 혈액 속의 지방 성분을 가져다가 이용하는 것은 근육과 같은 온몸의 세포다. 그런데 혈액 속을 떠다니는 지방이 어느 일정량을 넘어서면, 미처 처리되지 않은 지방이 남아 있는

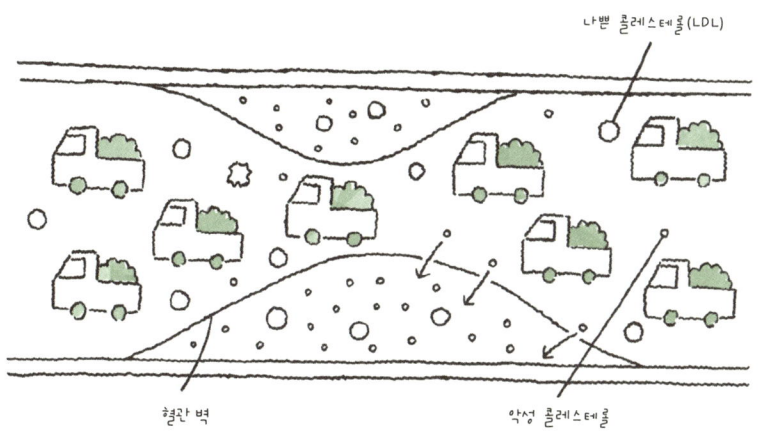

〈그림 1-5〉 중성지방 수치가 높을 때 일어나는 일 ②

중성지방 수치가 올라갈 때 증가하는 악성 콜레스테롤은 크기가 작기 때문에 혈관 벽으로 쉽게 스며든다.

상태에서 세포들이 단단히 문을 닫아걸게 된다. 일종의 수납 거부 상태가 되는 것이다. 그러면 세포에서 사용될 예정이었던 포도당이나 콜레스테롤도 덩달아 갈 곳을 잃어버리고 혈액 속에 정체된다. 그렇기 때문에 중성지방 수치가 높아지면 고혈당과 고콜레스테롤 상태가 야기되고, 또 이것이 바로 동맥경화를 진행시키는 원인이 된다(그림 1-4).

더 나아가 새로 밝혀진 '나쁜 짓'이 있다. 중성지방이 나쁜 콜레스테롤 중에서도 가장 나쁜 악성 콜레스테롤을 만들어낸다는 것이다. 소위 나쁜 콜레스테롤(LDL)은 동맥경화의 주요 원료다. 이것이 혈관 내벽에 스며들어 쌓인 다음에 산화되면, 이것이 원인이 되어 죽상경화가 일어나게 된다(그림 1-5).

악성 콜레스테롤이 '악성'이라고 불리는 가장 큰 이유는 크기가 작아서 그만큼 혈관 벽으로 쉽게 스며들기 때문이다. 그리고 작은 만큼 쉽게 산화되기 때문이다. 이처럼 간접적이긴 하지만 중성지방이 동맥경화를 빠른 속도로 악화시킨다는 사실이 최근에 밝혀졌다.

그러면 중성지방이 복부에 쌓인다면 어떻게 될까?

대개 내장지방이 피하지방보다 나쁘다고들 한다. 그 이유가 최근에 밝혀졌다. 지방세포는 오랫동안 연구자들 사이에서도 '단순한 창고'라고만 여겨져왔다. 그런데 그 지방세포가 다양한 물질(호르몬 등)을 만들어 방출함으로써 우리 몸에 커다란 영향을 주고 있었던 것이다. 말하자면 내장지방도 하나의 커다란 장기였던 셈인데, 그것도 몸에 나쁜 물질을 만들어내는 장기였다.

물질들 이름까지는 기억하지 않아도 되지만, 예를 들어 안기오텐시노겐(angiotensinogen)은 고혈압을 일으키고, TNF-α는 고혈당을 악화시키며, PAI-1(파이원)은 혈전이 잘 생기게 한다. 혈관에 상처를 일으키고 심장병이나 뇌졸중에 가장 나쁜 상태를 조장하는 흉악한 위험인자가 바로 복부에 쌓인 지방인 셈이다. 여기서 위험도를 더 높이는 방법은 35쪽의 그래프를 참조하기 바란다. "나이가 들면서 살이 쪄 큰일이야" 하면서 웃는 분들, 지금 결코 웃을 때가 아니라는 것을 알았으리라 믿는다.

좋은 소식도 하나 있다. 이 위험인자를 생각보다 간단히 처치할 수 있다는 사실이 또한 최근의 연구 결과로 밝혀진 것이다. 어떻게 하느냐에 달려 있기는 하지만, 생각보다 꽤 수월하게 해결할 수 있다. 실제로 수많은 사례가 있거니와, 97쪽의 사진처럼 나 역시도 내 몸으로 지금까지 증명해오고 있다.

내장지방은 피하지방보다 훨씬 쉽게 제거할 수 있는 지방이라는 것이다. 약 3~4킬로그램만 줄여도 나쁜 물질이 감소하며 좋은 물질을 만들어내기 시작한다는 사실도 밝혀졌다.

어쨌든 '복부 지방은 생각보다 훨씬 크고 강력한 위험인자'임을 분명히 인식하는 것이 중요하다. 이것이 당신과 당신의 가족을 구원하는 열쇠가 될 것이다.

당신의 가족이
함께 알고 있어야 할 것들

제1장의 목적은 지금까지는 '남의 일'이었던 돌연사를 '나의 일'로 받아들이도록 하는 것이다.

그러나 '나 혼자'만이 아니라 반드시 가족들이 함께 알고 있어야 할 사실이 있어서 소개하고자 한다. 내장지방이 원흉인 질병 가운데는 증세가 나타난 지 수 초 이내에 의식을 잃고 수 분 안에 목숨을 앗아가는 것들이 있다. 따라서 본인뿐만 아니라 주변 사람들도 정확히 이해하고 있어야 한다는 점이 중요하다.

나 자신이 그렇게 될지도 모른다는 점을 가족들에게 알린다고 해서 직접적으로 목숨을 건질 수 있는 것은 아니지만, 간접적으로는 예방 효과를 높이는 결과를 얻을 수 있다. 자각한다는 것 자체가 질병을 예방하는 첫걸음이기 때문이다. 각 질병에 관한 자세한 정보는 인터넷을 통해서 쉽게 얻을 수 있으므로, 여기서는 주로 '당장 급할 때 대응할 수 있는 처치법'을 중심으로 설명하고자 한다.

심장병에 관한 중요한 사실

바로 이 항목을 쓰고 있을 때, 15년 지기인 친구(49세)한테서 연락이 왔다. 며칠 전에 심근경색 발작을 일으켜 병원에 실려 갔었다는 것이다. 친구는 곧바로 심장의 관상동맥에 스탠트(막힌 혈관을 넓혀주는 금속 기구)를 삽입하는 응급 수술을 받아 심근 괴사율을 1.2퍼센트로 막는 데 성공했다고 한다. 그가 목숨을 건질 수 있었던 것은 자기 몸에 이상을 느낀 순간 바로 주치의에게 연락을 취했기 때문이다.

그 친구는 키 160센티미터에 체중이 71킬로그램으로, 통통한 상태에서 뚱뚱한 단계로 접어든 상태였다. 몇 년 전부터는 만날 때마다 배 주변이 계속 불어나고 있었다. 그는 "무슨 수를 써야 할 텐데, 정말 큰일이야" 하는 소리만 할 뿐, 직업이 서비스업 계통이다 보니 매일같이 이어지는 술자리를 그만둘 수가 없었다. 아마 이것이 가장 큰 영향을 미쳤을 것이다.

"죽상경화가 얼마나 무서운 건지는 텔레비전 방송을 보고 알고 있었거든. 그래서 조금이라도 이상한 느낌이 오면 어떻게 대응할지 미리 생각해뒀지." 친구는 이렇게 말했다. 그래서 신속한 대응이 가능했던 것이다. 바로 '아는 게 힘'이었던 대표적인 사례라 하겠다.

1. 심근경색

심근경색은 연간 15만 명이 발병하고 있고, 그중의 30퍼센트, 즉 4만 5000명이 사망하고 있다고 한다. *심장의 표면에는 심장 자체에 산소와 영양을 공급하는 혈관인 관상동맥*이 퍼져 있는데, 심근경색은 이 혈관이 막혀서 일어난다(위 사진 참조). 심장의 근육세포가 죽어버려 온몸에 혈액을 내보내지 못하게 되는 것이다. 심근경색이 보내는 신호는 심한 통증이 발생한다는 것인데, 문제는 그 통증이 가슴에만 나타나는 것이 아니라는 데에 있다. 어깨나 배는 물론이고 개중에는 치아에 심한 통증이 일어나는 경우도 있어서, 자칫 증세를 간과해버릴 위험이 있다. 일단 발병하면 시시각각으로 심장근육이 괴사하기 시작하므로, 스스로 병원에 가려 하지 말고 빨리 구급차를 불러야 한다.

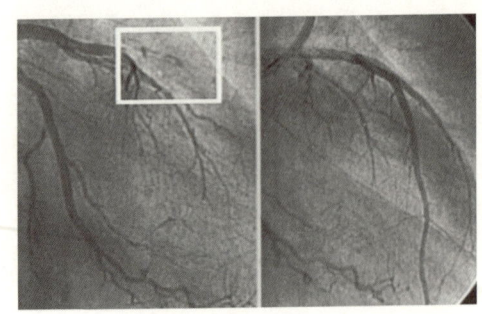

심근경색을 일으킨 심장(왼쪽)과 수술 후의 심장(오른쪽)

관상동맥이 막혀 혈류가 완전히 차단되어 있다는 것을 알 수 있다.

2. 부정맥, 협심증

부정맥은 심장근육을 움직이게 하는 *전기 신호가 불규칙해져서* 나타나는 것으로, 소위 전기 배선이 고장을 일으킨 것이다. 여기에는 몇 가지 유형이 있는데, 별로 걱정할 필요가 없는 유형이 있는가 하면 무서운 뇌경색을 일으키는 것도 있다. 예를 들어 심방세동의 경우에는, 심장의 일부(심방)가 기능이 나빠지면서 심장 안의 혈액에 덩어리가 생겨 이것이 혈류를 타고 뇌로 들어가 혈관을 막아버리게 된다.

협심증의 자각 증상은 계단을 오르거나 빨리 걸을 때 가슴에 통증이 나타나는 것이다. 자다가 통증을 느끼고 깨어나는 경우도 있다. 수 분 안에 낫기 때문에 방치하기 쉽다는 것이 문제다. 부정맥이나 협심증은 한 번 일어났다고 해서 치명상으로 이어지는 경우는 드물다. 그러나 유형과 원인, 대책 등에 대해 의사의 검진을 받아 확실하게 해둘 필요가 있다.

3. 심실세동

심실세동은 부정맥의 하나로서 심장근육을 움직이는 전기 신호가 불규칙해지는 것이다. 이로써 심장의 근육이 제멋대로 경련을 일으키고 혈액을 전혀 방출하지 못하는 상태가 되어, 몇 분 이내에 사망에 이르게 되는 사망률이 아주 높은 질병이다. 갑자기 의식을 잃어버리는 경우도 많다. 심실세동의 생존율은 6분 안에 처치를 받을 때 40퍼센트, 처치 시간이 9분 이내일 때 10퍼센트에 불과하다. 그러므로 구급차를 부르고 기다릴 시간도 없이 속수무책으로 죽어가는 사람을 지켜봐야 하는 상황이 될 수도 있다. 심근경색이나 협심증이 계기가 되는 경우가 많으므로, 기왕증이 있는 사람은 주의해야 한다. 탈수 상태가 원인이 되어 일어날 수도 있다고 한다.

4. 비상시의 구명 도구

최근 역이나 공공시설 등에는 심실세동을 막아주는 자동제세동기

(AED)가 설치되어 있다. 심장에 강한 전류를 흘려보내서, 심장근육에 경련을 일으키고 있는 불규칙한 전기 신호를 원래 상태로 되돌리는 것으로, 이 덕분에 시민들이 목숨을 건졌다는 사례가 보고되고 있다.

자동제세동기는 자동 음성 안내 장치를 통해 사용법을 자세히 알려준다. 그러므로 주변에 갑자기 쓰러져서 의식을 잃고 호흡을 멈춘 사람이 있다면, 조금도 주저하지 말고 바로 사용하기 바란다. 만약 목숨을 살리지 못했다고 하더라도, 자동제세동기를 사용한 사람에게는 책임을 묻지 않게 되어 있다. 어찌 되었건 사용하지 않은 상태에서는 사람을 살릴 수가 없기 때문이다. 또 쓰러진 원인이 심실세동이 아니라면 자동제세동기는 처음부터 전류가 흐르지 않도록 만들어져 있다. 무조건 '1초라도 빨리, 주저하지 말고' 행동해야 한다. 심실세동을 일으킬 가능성이 높은 사람은 가정용이나 휴대용 자동제세동기를 준비해놓는 것이 좋다. 그 외에 체내에 심는 형태의 제세동기도 있다.

뇌졸중에 관한 중요한 사실

뇌졸중이란 뇌경색, 뇌출혈, 지주막하출혈 등을 총칭하는 말이다('졸중'이란 갑자기 쓰러진다는 의미다). 빨리 처치하지 않으면, 설사 목숨을 건졌다고 하더라도 후유증이 남아서 사회 복귀가 불가능한 경우가 많다. 단 한 차례의 발작으로 목숨을 잃어버릴 위험이 큰 지주막하출혈은 증세가 나타난 지 1시간 이내에 처치하지 않으면 사망률이 급격히 올라간다.

1. 뇌경색

뇌의 혈관이 막히는 것으로, 뇌 자체에 혈전이 생기는 경우(뇌혈전)와 다른 데서 생긴 혈전이 운반되어와서 막히는 경우(뇌색전)가 있다. 막히는 위치에 따라서 상실하게 되는 기능도 달라진다. 경동맥이나 심방에서 생기는 혈전은 크기가 큰데, 이것이 굵은 혈관을 막아버리면 뇌세포가 대량으로 괴사하는 일이 발생한다. 혈액의 흐름이 중단된 지 4분이 지나면 뇌세포의 괴사가 일어나기 시작한다고 한다.

그런데 이렇게 큰일이 벌어지기 전에는 대개 전조 현상이 나타난다. 손발이 떨리거나 힘이 없어지는 현상, 물체가 이중으로 겹쳐 보이는 현상, 발음이 어눌해지는 현상 등이 아무런 이유도 없이 나타나면, 비록 몇 분 안에 그런 증상이 사라진다 해도 이상하다고 여기고 검사를 받아봐야 한다. '원인'을 방치하면 반드시 재발하여, 나중에는 치명상이 되어버린다. 당뇨병 환자는 발병률이 3배 더 높다는 연구 결과가 있다.

2. 지주막하출혈

"마치 망치로 머리를 내리치는 것 같다"는 식으로 표현되는 증상을 동반하는 경우가 많으며, 자기 힘으로 구급차를 부르는 것이 거의 불가능하다. 통증 없이 갑자기 의식을 잃는 경우도 있다. 증상이 나타난 지 1시간 이내에 처치를 시작하지 않으면, 사망에 이르거나 심각한 후유증을 피하기 어렵다. 증상이 일어났을 때 주변에 도울 사람이 있는지 없는지에 따라 운명이 크게 달라진다고 하겠다.

지주막하출혈은 혈관에 동맥류라고 하는 작은 풍선 같은 것이 생겨나 있다가, 이것이 어느 날 갑자기 터져 뇌 안에 대량 출혈이 일어나는 것이다(오른쪽 사진 참조). 동맥류는 위치나 크기에 따라 터지기 쉬운 것과 그렇지 않은 것이 있다고 한다. 크기가 클수록

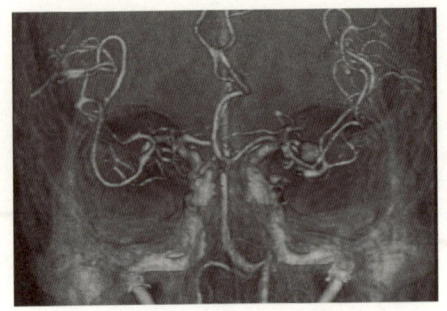

뇌에 생긴 동맥류

눈이 있는 부분에 혹 같은 것이 생긴 것을 알 수 있다.

터지기 쉽고, 고혈압이 방아쇠 역할을 하는 경우가 많다.

3. 신약에 관해서

뇌경색 신약인 t-PA는 뇌의 혈전을 용해하는 작용이 뛰어나다. 치료 결과를 보면 37퍼센트가 큰 후유증 없이 사회에 복귀하는 것으로 나타났다. 그러나 안타깝게도 증상이 나타난 지 3시간이 경과했다면 사용할 수 없다. 막힌 혈관의 반대쪽이 이미 손상을 입어, 혈류가 다시 흐르게 되었을 때 파열될 위험이 있기 때문이다. 검사를 하는 데 필요한 시간을 감안하면, 2시간 안에는 병원에 도착해야 하는데, 시간을 넘기지 않는 환자는 20퍼센트 정도에 불과하다는 보고가 있다. 구급차가 이 약을 사용할 수 있는 병원으로 가느냐 마느냐가 운명을 가른다고 하겠다.

뇌경색을 일으킬 가능성이 있는 사람은 만약의 사태가 벌어졌을 때 어느 병원으로 가야 할지, 또 한밤중이나 새벽, 연말연시 같은 경우에는 어느 병원으로 가야 살 수 있을지를 평소에 미리 조사해서 결정해두어야

할 것이다.

'혈관의 현재 상황'을 직접 보는 방법

건강검진을 받고 나서 의사한테 이런저런 부분을 주의해야 한다는 말을 들은 적이 있을 것이다. 예를 들면 "지금 당장 어떻게 되는 것은 아니지만, 주의할 필요가 있습니다" 또는 "앞으로 좀 지켜봅시다" 하고 말이다. 그런데 이런 말을 듣고서도 그 의미를 제멋대로 해석하고 그대로 넘어가는 사람이 많다. '그렇게 수치가 높은 것도 아니니 괜찮겠지' 하고 생각해 매번 주의하라는 말을 들으면서도 그대로 방치하는 경우가 위험하다. 지금도 '소리 없는 살인자'가 소리 없이 조금씩조금씩 다가오고 있는데 말이다.

예전에는 다른 방법이 없었기 때문에 질병의 진행 상태를 그저 수치를 통해서 예상할 수밖에 없었다. 그러나 다행스럽게도 현대 의학은 혈관의 건강 상태를 선명한 화상으로 보여주는 수준에 이르렀다.

1. 안저 카메라

외부에서 혈관의 상태를 직접 볼 수 있는 것은 안저와 안구의 표면 정도다. 안저 카메라는 예전에는 주로 당뇨병성 망막증 같은 눈 검사를 하는 데 사용되었는데, 지금은 동맥경화를 진단하는 데에도 쓰이고 있다. 안저 카메라를 사용하면 가느다란 동맥이 얼마나 막혀 있는지, 콜레스테롤 침착 정도는 어떤지 등을 간편하면서도 선명하게 관찰할 수 있다. 안저는 뇌와 가장 가깝고, 뇌 안의 혈관 상태를 추정하는 데에도 아주 적당한 부위다.

2. 경동맥 초음파, 하지 동맥 초음파

피부 아래로 굵은 동맥이 지나는 부위에 초음파를 적용하는 것으로, 동맥경화의 진행 상태를 파악할 수 있다. 즉 혈관 벽이 어느 정도 두꺼워져 있는지 또는 혈액의 흐름이 나빠져 있지는 않은지 등을 명확하게 알 수 있다. 경동맥이 죽상경화 상태라면 심각한 뇌경색을 일으킬 수 있으며, 하지동맥의 동맥경화는 다리를 절단하는 원인이 될 수 있다. 이들 초음파 검사 결과는 온몸에 동맥경화가 얼마나 진행되었는지를 추측할 수 있는 근거이기도 하므로, 심근경색 등의 위험도를 추측할 수 있다.

3. 뇌 MRI 검사

뇌 MRI 검사를 하면, 뇌경색을 일으키기 쉬운 상태인지 아닌지를 판별할 수 있다. 자각 증상이 없는 무증상 뇌경색이 있지는 않은지, 아니면 혈관이 막히기 쉬운 상황은 아닌지 등을 알아볼 수 있다. 대체로 경동맥 초음파를 할 때 함께 검사할 수 있다.

지주막하출혈의 원인이 되는 동맥류도 뇌 MRI로 발견할 수 있다. 그러나 동맥류가 발견되었다고 했을 때, 그것이 파열되는 것을 예방하기 위해서 수술을 하느냐 마느냐를 판단하는 것은 그리 쉽지 않다. 기술이 발달했다 하더라도 수술 자체의 위험 부담이 있기 때문이다. 지주막하출혈은 유전적인 영향도 크므로, 가족력이 있으면 검사를 받아보는 것이 좋다. 물론 동맥류가 있다는 결과와 마주하게 되는 것은 두려운 일이다. 그러나 설사 수술을 하지 않는다 하더라도, 동맥류가 파열되지 않도록 일상생활을 조심할 수는 있을 것이다.

지금까지 설명한 질병들은 대개 그 증상들이 돌발적으로 발생하는 경우가 많다. 그러나 결정적으로 방아쇠가 당겨질 때까지는 준비 기간도 상당히 오래 걸리는 것들이다. 그렇기 때문에 빨리 예방한다면, 그만큼 위험을 낮출 수 있다.

사람들은 운명의 갈림길이라는 것이 '증상이 일어난 순간에 어떤 응급조치를 취할 수 있는가?'에 달려 있다고 생각하기 쉽다. 그러나 그것은 틀린 생각이다. 왜냐하면 그것은 '절벽 끝에 서서 저기로 떨어지면 어떻게 해야 하나?'를 이야기하는 것과 다름없기 때문이다. 가장 좋은 것은 아예 절벽 근처에도 안 가는 것이다. 진짜 운명의 갈림길은 매년 받는 건강검진에서 "수치가 좀 높군요"라는 말을 들었던 바로 그때인 것이다. 그 말이 무슨 뜻인지도 모르고 지금까지 걸어온 길을 그대로 똑같이 걸어가는 것, 그것은 바로 한눈을 팔면서 절벽을 향해 걸어가는 것과 다를 바 없다. 그런 의미에서 보자면, 검진 결과를 방치하는 것이야말로 돌연사의 가장 큰 원인이라 할 수 있겠다.

검사 결과에 적힌 수치들은 3일 만에 까맣게 잊어버린다 해도, 점점 불어나고 있는 배는 좋든 싫든 매일매일 눈에 들어올 것이다. 그런데도 그대로 방치한다는 것은 갈림길에서 잘못 들어선 길을 더 깊숙이 걸어들어가고 있는 것과 마찬가지다.

  가족을 슬픔에 빠뜨리지 않으려면 이 이야기를 가족들과 함께 나누는 것이 그 첫걸음이다.

제2장

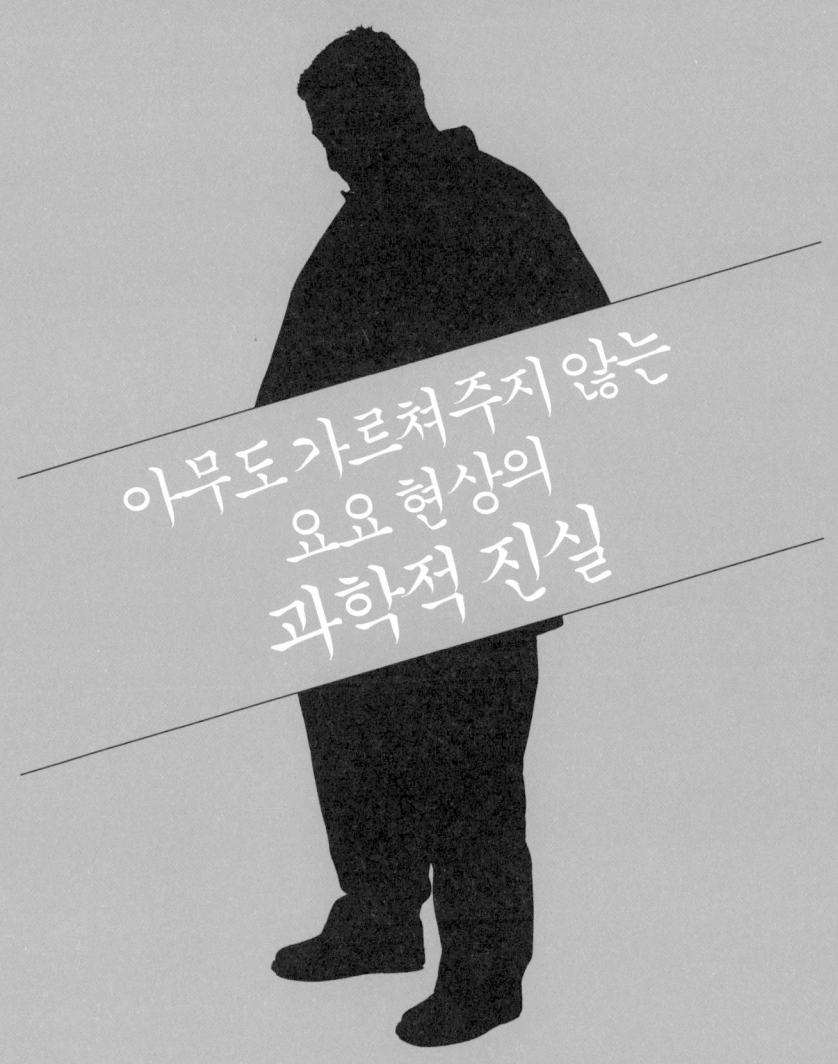

아무도 가르쳐주지 않는
요요 현상의
과학적 진실

당신이 잘못 알고 있는
다이어트 상식

얼마 전에 TV 프로그램에 소개되었던 낫토 다이어트 이야기가 완전히 날조였다는 사실이 밝혀져서 시끄럽더니 그 후에는 바나나 다이어트가 유행했다. 이렇게 차례차례 등장하는 '무슨무슨 다이어트'들은 정말 효과가 있는 것일까?

모델 같은 몸매를 만드는 데 성공한 사람들이 나와서 그럴듯하게 과학적 설명을 늘어놓으면, 정말 살 빼는 데 성공할 수 있을 것 같은 생각이 든다. 14년 동안 건강 정보를 검증하는 프로그램을 만들어온 사람으로써 결론을 말하자면 "뭐, 아주 조금 효과는 있겠지요" 정도다.

그러나 결국은 거의 실패로 끝난다. 사람들은 자신이 실패한 원인에 대해서 '내가 의지가 약해서 계속하지 못하는 거지', '이 방법은 나와 안 맞아' 하고 생각하는 데서 그친다. 그렇기 때문에 그 다이어트법이 사기였다는 올바른 평가가 내려지지 않은 채, 비슷한 또 다른 다이어트 방법이 나타났다가 사라지곤 하는 것이다.

그러면 이 실패할 수밖에 없는 다이어트 방법의 본질이 무엇인지 속 시원히 파헤쳐보기로 하자. 이것은 또한 '안 죽는 다이어트'의 구체적 방법이기도 한 '체중을 재기만 해도 되는 다이어트'의 성공을 향해 걸어가는 길이기도 하다.

여기까지 읽은 독자라면, '원푸드 다이어트'가 우리 몸에 좋을 리가 없다는 것을 쉽게 짐작할 수 있을 것이다. 한 가지 야채나 과일만을 계속 먹으면 칼로리를 충분히 섭취할 수 없기 때문에 살이 빠지는 것이 당연하다. 그러나 계속할 수 없기 때문에 결국 실패로 끝나고 만다.

한때 품절 소동이 벌어졌다는 바나나 다이어트는 다른 원푸드 다이어트와는 조금 다른 면이 있다. 내가 강연 등을 통해서 주장해왔듯이, 바나나는 아주 좋은 식품이며 아침식사 등으로 바나나를 먹으면 생활습관도 개선할 수 있다. 바나나 소동이 일어나자 그때서야 매스컴이 허둥지둥 나서서 비판하고 있는데, 그렇게 나쁘기만 한 것은 아니라는 말이다. 문제는 '특정 식품 속에 들어 있는 어떤 성분'에 과도한 기대를 품게 하는 '사기성'에 있다. 그것을 부채질하는 업자나 매스컴뿐 아니라 아무 생각 없이 믿고 빠져드는 '대중'에게도 문제는 있다. 살을 빼게 해주는 식품이 있을 거라는 환상은 무익한 데서 그치지 않고 유해하기까지 하다.

기대가 큰 만큼 문제가 심각한 다이어트법이 또 있다. 바로 '흡수 저해제'와 같은 의약적 효과를 강조하는 다이어트법이다. 결론부터 말하자면, 그 벅찬 기대감에 대해서는 죄송하다는 말밖에 드릴 것이 없다. 이런 다이어트 방법들은 주로 '지방이나 당분 흡수를 저해한다고 강조'한다.

그러나 유감스럽게도 이 세상에는 그렇게 간단히 손에 넣을 수 있으면서도 효과가 확실한 흡수 저해제란 존재하지 않는다.

왜 그런지는 조금만 생각해보면 알 수 있다. 부작용 없이 살을 뺄 수 있는 물질이 개발되었다고 생각해보라. 국제적인 거대 제약회사가 그런 돈 되는 사업 기회를 놓칠 리 없을 것이고, 전 세계의 의료기관에서 꿈의 신약으로서 질병 치료에 사용하고 있을 것이다. 싸구려 건강식품 회사가 통신판매 등으로 팔고 있을 물건이 아니라는 말이다. 실제로 이미 대기업 제약회사들은 거액을 들여서 열대지방에서 극지방까지 연구원들을 파견해, 깊은 숲 속의 신종 곰팡이나 광천수 속의 박테리아 같은 것들을 밤낮 없이 연구하고 있다. 엄청난 이익을 가져다줄 물질을 찾아다니고 있는 것이다.

한편 한천이나 곤약 같은 식이섬유에도 흡수 저해 효과가 있다고 하는데, 흡수 시간을 늦추는 작용은 있어도 흡수 자체를 막아주는 효과는 그리 기대할 정도가 못 된다. 그보다는 '식사를 제한해야 할 때 공복감을 채워주는 보조 음식'으로 사용함으로써 본래의 역할만을 기대하는 것이 더 현명한 이용법이다.

다이어트와 건강보조 식품 때문에 발생하는 사망 사고

자, 그렇다면 의료기관에서 비만 치료에 쓰고 있는 약물 요법은 괜찮을까 하는 의문이 들 것이다. 현재 의료기관에서는 주로 '뇌에 작용하여 식욕을 억제하는 약물'이 사용되고 있다. 약의 성질상 위험한 부작용이 따르기 때문에 처방하는 데에 엄격한 기준을 정해놓고 있다. "좀 뚱뚱한 편인데요" 정도로는 처방되지 않으며, 시중에서 일반 판매를 하는 것도 금지되어 있다. 약물이란 것이 제각각 나름의 위험성을 동반하고 있기 때문이다(소화 흡수 억제제를 함께 사용하는 경우도 있는데, 심각한 부작용은 없다고 하나 효과도 그다지 뚜렷하지는 않다고 한다).

아무튼 치료에 사용되는 약제는 축적된 지방을 녹이는 작용을 하는 것이 아니며, 당연한 말이지만 식사 제한과 함께 처방된다. 즉 원하는 대로 먹고 마시면서 살을 뺄 수 있는 약은 존재하지 않는다.

2005년에는 중국에서 들어온 다이어트 보조식품으로 10대 소녀 3명이 목숨을 잃는 사고가 있었다. 일본에서는 사용이 금지된 약물이 들어가 있어 심각한 간염 증세를 일으켰다고 한다. 사망에까지 이르지는 않았으나 간 기능 장애를 일으킨 사람도 수백 명에 이르렀다. 간은 몸 안에 들어온 독성 물질을 해독하는 일을 맡고 있다. 그런데 '몸에 나쁜 성분'이 밀려들자 채 해독하지 못하고 염증을 일으킨 것이었으리라. 어떻게 만들어졌는지도 모르는 제품을 함부로 사용하는 것이 얼마나 위험한지를 깨닫게 해주는 사례다.

이미 알고 있겠지만 다시 한 번 주의를 환기하자. 식욕 억제제는 뇌의 중추신경에 작용하여, 즉 우리 몸에 모종의 변화를 일으켜 식욕을 떨어뜨리는 것이다. 안전하다거나 부작용이 없다는 점을 강조하고 있는 다이어트 식품은 효과가 없다는 사실을 숨기고 있거나 아니면 업자가 제대로 그 위험성을 테스트하지 않았거나 둘 중 하나라고 봐야 한다.

한 가지 덧붙이고 싶은 이야기가 있다. 중국 요리는 대개 온통 기름투

성이다. 그렇게 기름진 음식을 먹고도 중국 사람들이 날씬한 것은 우롱차를 마시기 때문이라는 설이 넓게 퍼져 있다. 그러나 이것도 잘못된 생각이다.

우리가 아는 중국 요리는 연회용 요리로, 보통 서민들이 즐겨 먹는 음식이 아니다. 본래 기름은 아주 귀한 고급 식재이기 때문에 일반 가정에서 섭취할 수 있는 양은 매우 적었다. 즉 소득이 적은 사람들이 마른 몸을 유지하고 있다는 게 이야기의 실상이다. 중국에서도 최근에 GNP(국내총생산)가 상승하면서 국민병이라 할 정도로 비만 인구가 급증하고 있다고 한다. 당연히 심장병과 뇌졸중도 급격히 늘어나고 있다.

한편 에스테틱 살롱 같은 데서는 주물러서 살을 뺀다고 하는데, 이것은 또 무슨 이야기일까?

에스테틱 살롱에 가면 약 2시간 만에 다리가 2센티미터 가늘어진다거나 1킬로그램이 빠진다거나 하는 체험을 직접 할 수 있다. 그래서 착각하기가 쉬운데, 단시간 안에 지방을 그렇게 줄인다는 것은 과학적으로 불가능한 얘기다. 사실은 반신욕 등을 하면서 그 온열 효과로 지방이 녹고 있을 거라고 착각하는 동안, 그저 땀이 나와서 탈수 상태가 되는 것뿐이다. 아니면 물리적인 자극으로 인해 지방이 빠져나갈 거라고 착각하는 동안, 임파선이나 정맥의 울혈 상태가 풀려 부기가 빠진 것뿐이라는 것이 정답이다.

한때 셀룰라이트라는 말이 널리 회자되었지만 요즘에는 쏙 들어갔다. 어쨌거나 간 부위를 열심히 주무른다고 해서 지방세포가 지방을 방출한다는 것은 과학적으로 볼 때 참으로 어처구니없는 생각이다. 지방의 축적과 방출이란 것은, 산소가 개입되어 연속적인 화학 반응이 일어나야만 가능한 것이기 때문이다.

어떤 특정 성분을 섭취하면 셀룰라이트가 없어진다고 강조하는 광고 문구도 당연히 말이 안 된다.

이처럼 무엇엔가 쉽게 기대하게 만드는 'ㅇㅇ다이어트법'으로는 성공하기 어렵다고 봐야 한다. 오랫동안 무절제한 생활을 해온 탓에 쌓이고 쌓인 당신의 지방을 간단히(돈으로) 해결하려는 것 자체가 무리라는 생각은 안 드는가?

돈 같은 것을 전혀 들이지 않고도 할 수 있는 것이 바로 '체중을 재기만 해도 되는 다이어트'다. 나는 14킬로그램을 줄이는 데에 단 한 푼도 들지 않았다. 피트니스센터도 다니지 않았다. 다만 체중계를 구입하는 비용만 들었을 뿐, 외식도 줄었고 오히려 흑자였다.

한편 자신이 먹은 음식물과 그 칼로리의 양을 세세하게 기록하는 방법이 유행하고 있는데, 무척 합리적인 방법이라 하겠다. 그중에서도 체중 변화를 꼼꼼하게 기록하는 것이 다이어트 동기를 지속시키는 데에 큰 역할을 한다는 것은 의심할 여지가 없다. 어쩌면 바탕에 깔려 있는 기본 원리는 내가 만든 다이어트법과 똑같다는 생각이 든다.

식사 내용을 기록하는 것은 강력한 동기 부여가 될 수 있다. 물론 이것이 가능한 사람이라면 말이다. 그러나 내 경우에는 전혀 실행 불가능한 일이었으므로(필요하다고 느낀 적도 없다) 이 책에서는 권하지 않을 생각이다.

왜 운동을 해도
살이 빠지지 않을까?

'살 빠지는 운동'의 신화

체조나 운동 다이어트라는 것도 단순한 이야기다. 연소되는 칼로리가 증가하면 그만큼 살이 빠진다는 것으로서, 특별히 살이 빠지는 운동이라는 게 있는 것은 아니다.

다이어트의 기본 원리는 '섭취 칼로리보다 소비 칼로리를 더 많게' 하여 축적된 지방을 줄이는 것이다. 그리고 그 방법을 열심히 실천하는 것이다. 운동으로 칼로리 소비를 늘린다는 것은 이 철칙에 따른 지극히 합당한 방법이다.

그런데 왜 실패하는 것일까?

"땀을 흘리고 나면 시원한 맥주가 너무 당겨서(또는 밥이 너무 맛있어서)……." 이것이 정답이다. 왜냐하면 본래 동물이 운동을 한다는 것은 식량을 확보하기 위한 행동 그 자체이기 때문이다. 열심히 땀을 흘리고 나서 수확물을 놓고 둘러앉아 잔치를 벌이고 싶은 것은 먼 옛날 옛적의 선조들한테서 물려받은 DNA에 새겨져 있는 소위 본능과 같은 것이다. 술을 안 마시는 사람도 '많이 움직였으니까 조금 마셔볼까?' 하는 생각이 자연스레 든다. 이런 욕구를 이기려면 엄청난 정신력이 필요하니, 보통 사람으로서는 여간 힘든 일이 아니다.

그런데 비록 그런 욕구는 일관되게 잘 억제할 수 있다고 해도, 운동으로 살을 빼는 데에는 해결하기 어려운 문제가 또 하나 있다. 그것은 다이어트 동기를 유지하는 것이 아주 지난한 과업이라는 것이다.

운동을 하고 난 뒤의 상쾌한 만족감이 어떤 것인지는 누구나 알고 있다. 알고는 있지만, 운동을 시작하기 전에 '커다란 벽'에 부딪힌다는 게 문제다. 매번 그 벽을 뛰어넘고 운동하러 나서야 한다는 것이 아주 지난한 과업이다. 그리하여 결국 생각을 바꾼다. '내일 하지, 뭐' 하는 쪽으로 말이다.

본래 운동으로 소비할 수 있는 칼로리는 그 만족감이나 괴로움에 비하면 너무 보잘것없다. 그렇게 열심히 했는데도 '전혀 달라진 것 없는 몸매'라는 결과를 마주했을 때, 과연 다이어트 동기라는 것이 유지될 수 있을까? 예를 들면, 체중 60킬로그램인 사람이 2시간 동안 조깅을 해서 소비할 수 있는 열량은 970칼로리다. 이것을 지방으로 환산하면 138그램이고, 매일 15분씩 조깅을 해서 체중을 1킬로그램 줄이려면 2개월이 걸린다. 이것만 봐도 운동으로 살을 뺀다는 것이 얼마나 힘겨운 일인지를 금방 이해할 수 있을 것이다.

한때 빌리라고 하는 사람이 만든 격투기 다이어트법이 인기를 끌었다.

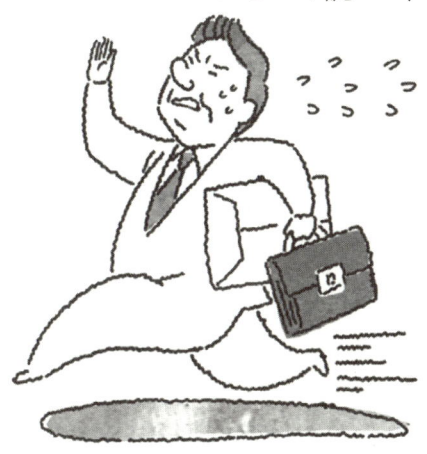

그러나 내가 경험한 바에 따르면, 빌리가 가르쳐준 것은 결국 '운동으로 살을 뺀다는 것은 보통 일이 아니라는 사실' 이었다.

평소 운동이 부족한 사람이 근육 운동을 하게 되면, 지금까지 쓰지 않던 근육을 사용하게 된다고 한다. 또 운동 자극을 받아 근육세포가 사용하는 포도당의 양이 늘어나므로, 결과적으로는 인슐린의 작용을 도와 혈당을 조절하는 효과를 얻게 된다고 한다. 적당한 운동은 그 자체만으로도 매우 권장할 만한 일이다.

'지방이 연소되기 쉬운 몸을 만든다는 것'에 대한 과잉 기대

"근육 운동을 하면 기초대사량이 증가해 지방이 연소하기 쉬운 몸이 만들어진다"고 하는데, 맞는 말일까? 결론부터 말하자면, "뭐, 조금은 그럴지도 모르겠다"는 것이다. 논리적으로는 맞다. 그러나 그것도 '정도의 문제' 다. 여기에는 "식욕을 완벽하게 조절할 수 있다고 한다면"이라는 전제가 필요하다.

기초대사량이란 몸을 전혀 움직이지 않은 상태에서 소비되는 에너지의 양을 가리킨다. 예를 들어 체중이 60킬로그램인 40세 남성의 기초대사량은 하루 1338칼로리다. 물론 그 에너지는 대부분 체온을 유지하고 뇌와 내장기관을 움직이는 데에 사용된다. 그렇기 때문에 근육량이 다소 많다고 해도, 그것이 전체적인 기초대사량이 현저하게 높아지는 이유가 될 수는 없다. 또 기초대사량은 2~3주 운동했다고 해서 금방 올라가지 않는다. 기초대사량을 100칼로리 올리려면 새로운 근육이 2킬로그램 더 늘어나야 한다고 한다. 당연히 이것도 쉬운 일이 아니다.

최근에는 '호르몬 분비'를 통해서 '지방 연소 효율'을 높인다고 선전하는 제품들이 마구 쏟아지고 있다. 그러나 이것도 과학적으로 검증된 것은 거의 없다. 설사 효율을 조금 높일 수 있다 하더라도 총 운동량이 적고 소비 칼로리 자체가 적으면 체중에 별다른 영향을 미치지 못한다. 이것은 중학생도 알 만한 상식이다. 엉덩이를 몇 번 돌리면 모델 같은 몸매를 만들 수 있다니, 이런 말도 안 되는 환상을 불어넣는 업자들이나 매스컴에는 화가 날 정도다.

다이어트에 성공하는 데는 '작은 성공 경험'과 그에 따른 '기쁨'이라는 동기가 필요하다. '잘되어가고 있다는 실감'이 없으면 안 되는 것이다.

운동으로 다이어트를 시도하는 사람은 '실행에 옮겼다고 하는 만족감'을 쉽게 느낄 수 있는데, 이것을 '잘되어가고 있다는 실감'으로 잘못 받아들이기 쉽다. 그래서 결과적으로는 정반대로 '난 열심히 해도 안 돼' 또는 '나는 끝까지 최선을 다하지 못했어' 하는 자기 비하만 남게 된다. 본래 뚱뚱한 사람은 운동을 해도 쉽게 숨이 차고 관절에 무리가 갈 위험이 높다. 잘못하다가는 마치 '열심히 할 줄 모르는 나'를 찾아가는 결과가 되기 쉬운 것이 운동 다이어트다.

다시 한 번 분명히 말하지만, 운동의 효용성을 부정하는 것은 결코 아니다. 오히려 널리 알리고 싶다. 제6장과 제7장에서 자세히 설명하겠지만, 운동을 통해서 얻을 수 있는 육체적, 정신적 효용성을 거꾸로 이용하면 다이어트 성공을 돕는 초강력 무기가 될 수도 있다.

그러나 그전에 알아두어야 할 것이 있다. 운동의 효용성을 경험하지 못하는 사람이 너무 많다는 현실과 그 이유가 무엇인지를 확실히 알 필요가 있다는 말이다. 그뿐만 아니라 다음 절에서 설명하겠지만 '실패하는 이유'라는 것이 있다.

유행하는 다이어트 방법으로는
요요 현상을 피할 수 없다

어떤 다이어트 방법이든지 실천하기만 하면 2~3킬로그램 정도는 체중을 줄일 수 있다. 예를 들어 어떤 방송에서 날조했던 낫토 다이어트만 해도, 이치상으로는 살이 빠질 리가 없는데도 "해보니까 정말 살이 빠졌다"고 하는 사람들의 이야기를 여러 번 들었다. 그것은 인간이 모르모트가 아니라 '마음'이란 것을 가진 존재이기 때문이다.

일단 사람은 'OO다이어트'라는 것을 시작하게 되면, 그것이 계기가 되어 "살이 빠질 거야" 또는 "큰맘 먹고 시작했는데 꼭 빼야지" 하는 마음이 작용하게 된다. 그리하여 한없이 먹어대던 습관을 일시적으로 중단하거나, 지방 연소가 더 잘될 거라는 기분에 젖어 평소보다 활동적으로 움직이거나 하는 경향을 나타내기 쉽다. 그러나 '다이어트' 측면에서 보자면 대개 실패로 끝나고 만다. 어떤 종류의 방법을 동원해서 억지로 단기간에 살을 뺀다는 것은 진짜 다이어트가 아닌 것이다.

'1주일 만에 간단히 2~3킬로그램 감량한 경우'와 '1~2개월에 걸쳐 2~3킬로그램 감량한 경우'가 있다면, 전자가 더 기분 좋을 것이다. 그러나 그것이 꼭 행복한 결과로 이어지는 것은 아니다. 그렇다. 반드시라고 해도 좋을 정도로 요요 현상이 따라오기 때문이다.

그 이유는 단순하다. 본래 세상에 흘러넘치고 있는 다이어트 방법이란 것이 '인체가 생명을 유지하기 위해 갖추고 있는 메커니즘'에 반하는 행위이기 때문이다.

예를 들어 우리의 혈액은 산성 식품만 계속 먹는다고 해서 산성이 되지는 않는다. 이처럼 인간의 몸은 어느 정도 문제가 되는 사태가 벌어져도 근본적인 성질이 변하지 않도록 유지하려는 항상성을 가지고 있다. 단기간에 급격히 체중이 줄어들었을 때도 그 항상성이 발동한다. 그리하여 뇌가 "앗, 먹어야 한다!" 하고 명령을 내리면 자신도 모르는 사이에 식욕이 늘고 자꾸 먹게 된다. 기초대사량이 줄어들자 이와 함께 "위험하다. 본래 상태로 돌아가자!" 하는 메커니즘이 생명 유지를 위해 작동하는 것, 이것이 바로 요요라고 생각하면 된다. 생각해보라. 5년, 10년에 걸쳐서 조금씩 지방을 축적해온 지금의 상태가 이미 '평소의 나 자신'이 되어 있는 것이다. 그런데 이 지방이 단기간에 대량으로 사라진다니, 그야말로 '비상사태'가 아니고 무엇이겠는가?

감량이 계속되면, 우리 몸은 소비 칼로리를 더더욱 줄여 감량에 저항하고자 한다. 예를 들어 70킬로그램인 사람이 3킬로그램을 줄였다면, 이 사람은 본래 67킬로그램인 사람보다도 더 적은 에너지를 사용하게 된다. 여기서 3킬로그램을 더 줄이고자 한다면, 그때까지 줄여왔던 식사량으로는 이미 불가능하므로 그보다 훨씬 더 힘든 식사 제한을 해야 한다. 체중을 줄이면 줄인 만큼, 몸은 에너지를 더 적게 소비하는 쪽으로 변하기 때문이다.

극단적인 체중 감량으로 '조금만 먹어도 되는 몸'이 되었다는 것은 '조금만 많이 먹어도 금방 살찌는 몸'으로 변했다는 것을 의미한다. 그러니 한때는 상황이 순조롭게 잘 풀리는 것 같아도, 이윽고 식사 제한이 스트레스로 나타나 '폭식에서 요요'라는 정해진 코스를 달리게 되는 것은 지극히 당연한 일이라 하겠다.

체내에서 생산되는 살 빠지는 약, 렙틴

요요 현상의 메커니즘은 렙틴의 성질을 이용해서 과학적으로 쉽게 설명할 수 있다. 렙틴은 1994년에 미국의 록펠러 대학 연구소에서 발견한 호르몬인데, 이 살 빠지는 약은 신기하게도 지방세포에서 만들어진다. 그럼 알기 쉽게 이 메커니즘을 설명해보겠다.

과감하게 단순화해서 말하자면, 렙틴은 지방세포에서 뇌로 발송되는 일종의 진정서 같은 것이다. 혈액에서 창고로 운반되는 중성지방의 양이 점점 많아지고 있을 때, "최근에 약간 비만화가 진행되고 있습니다. 어떻게 좀 해주세요" 하는 내용의 진정서를 지방세포가 보내는 것이다. 그러면 뇌의 시상하부가 이것을 받아들여 "음, 알겠다. 식욕을 좀 낮춰라" 또는 "기초대사량을 높여 소비 칼로리를 늘려라" 하는 명령을 내리고, 그리하여 체중이 줄어들기 시작한다. 비만의 정도가 급격히 심해지면, '긴

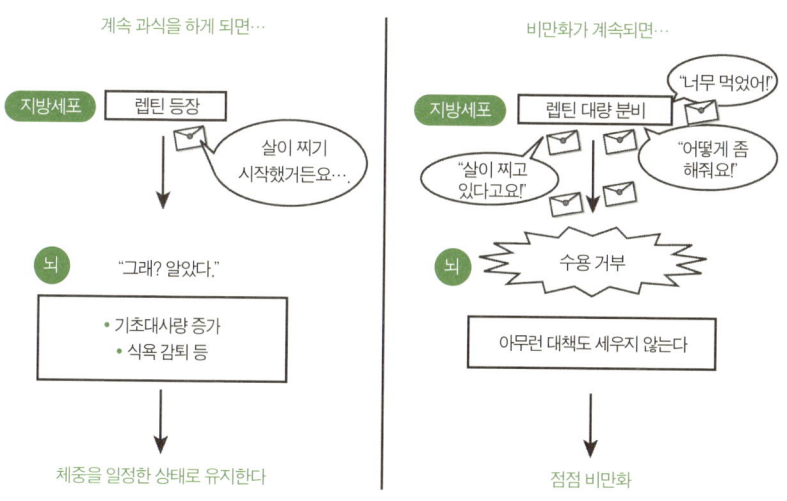

〈그림 2-1〉 체내에서 생산되는 살 빠지는 약인 렙틴의 작용

급 사태'를 알리는 진정서인 렙틴의 양도 당연히 증가한다. 이와 같이 우리 몸에서는 갑자기 뚱뚱해지는 일이 일어나기 전에 비만 방지 시스템이 작동한다. 그리하여 체중의 변동 폭이 일정한 범위를 벗어나지 않도록 조절한다(그림 2-1 왼쪽).

여기서 "어? 이상하다?" 하는 사람이 있을지도 모르겠다. 그런 메커니즘이 있다면, 뚱뚱한 사람은 없어야 하는 것이 아니냐고 말이다. 글쎄 말이다. 그런데 이 세상에 뚱보들이 많은 것은 왜 그런 것일까?

정확한 메커니즘은 아직 밝혀지지 않았지만, 계속 살이 쪄서 지나치게 렙틴이 많아지면 뇌의 수용체에 문제가 발생하는 것 같다. 말하자면 뇌가 렙틴 수용을 거부하는 상태가 된다. 메일이나 쪽지가 엄청나게 쌓여 있으면 아예 열어보고 싶지도 않은 기분이 되는 것과 비슷하다고 보면 된다. 이쯤 되면 진정서를 읽어보는 일도 없을 테니 식욕을 낮추라는 명령이 떨어질 리도 없을 테고, 그리하여 결국 체중이 늘어나게 된다(그림 2-1 오른쪽).

자, 그렇다면 바로 이 부분이 '다이어트 성공' 과 '요요 현상' 사이의 운명의 갈림길이 된다는 얘기다.

만약 뚱뚱해진 지방세포에서 만들어진 렙틴이 대량으로 쏟아지지 않는다면, 그러니까 렙틴이 조금씩 나오게 줄일 수 있다면 어떻게 될까? 그러면 뇌 쪽에서도 조금씩 여유가 생겨 진정서를 밀리지 않고 받아볼 수 있을 것이다. 그리하여 다시 살 빠지게 하는 명령이 내려오기 시작하고, 이로써 체중도 줄어들게 된다. 바로 이것이 성공하는 다이어트의 핵심이다.

반면에 급격히 체중을 줄이려고 하면, 렙틴의 양도 따라서 급격히 줄어들게 된다. 그러면 뇌의 입장에서도 진정서의 양이 급격히 감소해 "그럼 이제 살 빼라는 명령을 내리지 않아도 된다는 말이군" 하는 태도를 취하게 된다. 그리하여 식욕이 왕성한 상태가 계속 이어지고, 결국 열심히 먹으면서 체중도 다시 제자리로 돌아가게 된다. 이처럼 렙틴의 작용도 '항상성' 을 유지하려는 메커니즘의 하나다. 따라서 이왕에 자체 생산 비만 치료제인 렙틴을 잘 이용할 생각이라면, 천천히 조금씩 체중을 줄여야 한다. 이것을 제대로 이해하는 것이야말로 다이어트를 성공으로 이끄는 가장 중요한 비결이다.

동양인은 유전적으로 살찌기 쉽다

또 한 가지 중요한 사실이 있다. 동양인은 유전적으로 서양인보다 살찌기가 쉽고 당뇨병에도 걸리기 쉽다는 것이다. 특히 살찌기 쉬운 비만 유전자도 몇 가지 밝혀졌다.

살찌기 쉬운 유전자는 왜 생긴 것일까? 그 이유가 확실히 밝혀진 것은 아니지만, 인류가 진화해오는 동안 기아 같은 상황에 대비할 수 있도록 획득한 특성으로, 농경민족에 특히 많은 것으로 보인다. 그래서 이것을 '검약 유전자' 또는 '절약 유전자'라고 부르기도 한다.

본래 적은 에너지만으로 살아갈 수 있다는 것은 우수한 유전형질이다. 그러나 포식의 시대가 되어버린 오늘날에는 유감스럽게도 이것이 오히려 화를 부르는 경우가 많다. 절약형 인간은 100~200칼로리 정도를 덜 먹어야 비로소 몸 안팎을 들고나는 수지가 맞는 몸을 가지고 있다. 남들과 똑같이 보통으로 먹는데도 에너지가 남는다는 것이 잘 이해되지 않는 사람도 있을지 모르겠다. 그러나 살이 쪘다거나 말랐다거나 하는 것은 결국 '그 사람 몸의 에너지 수지 균형'에 달려 있는 문제인 것이다.

절약 유전자를 갖고 있는 사람이 체중을 줄이려면 상당한 노력이 필요하다. 그러나 매일같이 100칼로리, 200칼로리를 계산하면서 식사를 하는 것도 쉬운 일이 아니다. 이 책에서 설명하는 다이어트 방법은 특별히 칼로리 계산을 할 필요가 없으므로 그런 점에서도 편리하다.

한편 서양의 자료 가운데 입맛에 맞는 것만 끌어와서 동양인에게는 심각한 서구식 비만형이 별로 없다고 주장하는 경우가 있는데, 그렇지 않다. 예를 들어 서양인은 상당히 살이 찐 다음에야 당뇨가 발병하는 경우가 많지만, 동양인은 유전적인 체질이 달라서 비만이라고 할 수 없는 약간 통통한 상태일지라도 발병하기가 쉽다. '체질량지수(BMI) 25 이상'이라는 비만 기준에만 신경을 쓰다가는, 복부에 축적되고 있는 위험인자를 미처 알아차리지 못할 수도 있다는 점을 명심해야 한다.

이런 살은 오히려 복?

이 책의 첫 번째 목적은 내장지방을 줄여 심장병이나 뇌졸중을 예방하자는 것이다. 또 몸에 축적된 지방은 대장암이나 전립선암, 여성의 경우에는 유방암이나 자궁암과 관련이 있다고 하는데, 이런 병으로 인한 조기 사망도 미리 예방할 수 있었으면 한다. 그런데 다이어트를 하겠다고 다짐하는 사람들의 관심사는 대부분 그런 데에 있지 않다. 배나 등 안쪽에 쌓여 있는 지방분, 즉 피하지방에 관심이 있다.

지방에는 피하지방과 내장지방이 있다. 이 둘은 어떻게 다른 것일까?

대충 비유해서 말하자면, 내장지방은 제1창고이고, 피하지방은 제2창고라 할 수 있다. 옛날 옛적에 언제 다시 식량을 구할 수 있을지 예측할 수 없었던 인간이 '생명 유지'를 위해서 구축해온 것이 있다. 먹을 것이 들어오면 여분의 에너지를 차곡차곡 몸 안에 저장하는 시스템이다.

하루하루 살아나가다 보면, 다음 식사를 할 때까지 잠시 배고픔을 느낄 때가 생긴다. 이럴 때를 대비해서 에너지를 쌓아두기도 하고 다시 꺼내 쓰기도 하면서 이용하는 저장고가 내장지방이다. 이 지방세포는 장을 둘러싸고 있는 '장간막'에 자리를 잡고 있다. 소화 흡수된 포도당이나 지방이 지나가는 길이라는 특성 때문에 여기서는 혈액 속의 지방을 흡수하거나 반대로 혈액 속으로 지방을 방출하는 일이 끊임없이 일어나고 있다. 내장지방이 생활습관병과도 밀접히 연관되어 있는 것도 이 때문이다.

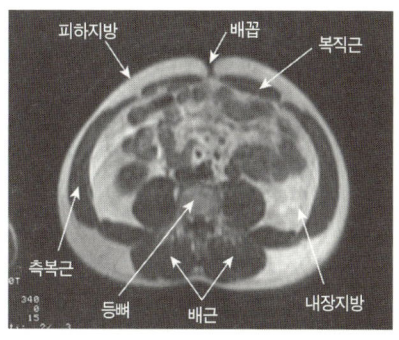

MRI로 본 복부 단면도

반면에 한동안 먹을 것을 구하지 못하는 등 위기가 닥쳤을 때를 대비해서 조금씩 에너지를 비축해두는 곳이 피하지방이다. 내장지방이 꽉 찼을 때 남는 것을 받아주는 곳이기도 하다(위 사진 참조).

이렇게 지방에는 두 종류가 있는데, 앞에서 설명한 차이점 때문에 내장지방을 보통예금으로, 피하지방을 정기예금으로 비유하기도 한다. 비율로 따지면 남성은 내장지방형이, 여성은 피하지방형이 압도적으로 많다. 일반적으로 남성과 여성은 몸에 지방이 쌓이기 시작하는 시기가 서로 다르다. 그 이유는 무엇일까?

남성은 20세 전후까지는 몸에 들어온 영양분이 주로 근육이나 뼈를 키우는 데 사용된다. 그런데 성장이 멈추었는데도 식사량이 줄지 않으면 잉여분이 조금씩 내장지방으로 쌓여간다. 그러다 30대가 되면 배가 볼록 나오기 시작하는 것이다.

반면에 여성은 여성호르몬의 작용으로 10대 전반부터 피하지방 중심으로 지방이 쌓이기 시작한다. 출산이라는 커다란 프로젝트를 준비하기 위해서다. 임신을 하면 태아의 몫까지 필요한 영양분을 매일 식사를 통해 조달해야 한다. 그런데 혹시 그렇게 하지 못할 위험이 있으니 그것까지 계산해서 미리미리 축적해두도록 프로그램되어 있는 것이다. 여성에게 내장지방이 적은 또 다른 이유가 있다. 아기가 배 속에서 성장할 때를 대비해 공간을 남겨둘 필요가 있기 때문이다.

이런 이유 때문에 여성에게는 급격히 체형이 변하는 시기가 있는데, 여성호르몬이 현저히 줄어드는 폐경기다. 이것이 계기가 되어 여성의 몸 안에도 내장지방이 쌓이기 쉬워지며, 많은 여성들이 콜레스테롤 수치가 크게 상승한다. 다른 위험인자가 없다면 특별히 걱정할 것은 없지만, 내장지방이 축적되어 혈당치 등이 상승하게 되면 혈관에 가해지는 부담이 급격히 커지므로 주의해야 한다.

뱃살을 두 손으로 잡아당기며 확인하지 말자

다이어트를 하려는 사람들에게 그 동기를 물으면, 대부분 배 주변이나 골반 위쪽에 붙은 살을 두 손으로 잡아당기면서 "이쪽 살은 왜 이렇게 안 빠지는지 모르겠어요" 또는 "이걸 좀 어떻게 해보려고요"라고 대답한다. 그러나 그런 생각 자체가 좌절의 길로 접어드는 첫걸음이 되기 쉽다. 그 이유는 돈에 비유해서 생각해보면 쉽게 이해가 될 것이다.

생활이 곤란해졌을 때, 당신은 돈이 넉넉히 들어 있는 보통예금을 놔두고 정기예금을 깰 수 있겠느냐는 것이다. 만약의 사태에 대비해둔 피하지방은 평소에 들고나는 일이 빈번한 내장지방과 달라서 금방 줄어들지 않는다는 것을 이해해야 한다.

힘겹게 식사량을 줄이고 필사적으로 러닝머신 위에서 땀을 흘렸건만, 거울 앞에 서서 피하지방을 잡아당기는 순간엔 한숨이 나올 것이다. 생각을 바꾸지 않으면 말이다. 그러다가 머지않아 노력하기를 포기하게 될 것이다. 생각을 바꾸지 않으면 말이다. 그러니 다시 한 번 상기해주기 바란다. 다이어트를 하려는 첫 번째 이유는 결코 '손에 잡히는 뱃살' 때문이 되어서는 안 된다는 것이다.

관점을 바꾸어 생각하면, 이것이야말로 굉장한 행운이다. 왜냐하면 '피하지방이 쉽게 줄어들지 않는다는 말'은 '내장지방이라면 쉽게 줄어들 수 있다는 말'이기 때문이다. 즉 '당신의 목표'는 '아주 달성하기 쉽다'는 이야기다. 그리고 내장지방에 주목하기 때문에 '손에 잡히는 뱃살이 줄어든 것은 아닌데 허리가 좀 가늘어지는 것 같은 경험'을 할 수 있게 될 것이다.

이렇게 해서 "빠지고 있네!" 하는 느낌을 자주 받게 되었을 때, 어느 정도 시간이 지나면 늦은 것을 만회하기라도 하듯이 피하지방이 줄어들기 시작하는 것을 깨닫게 된다. 물론 '그렇게나 안 빠지던 살'도 시간은 좀 걸리겠지만 반드시 빠질 것이다.

MRI로 보는 필자 몸의 단면도

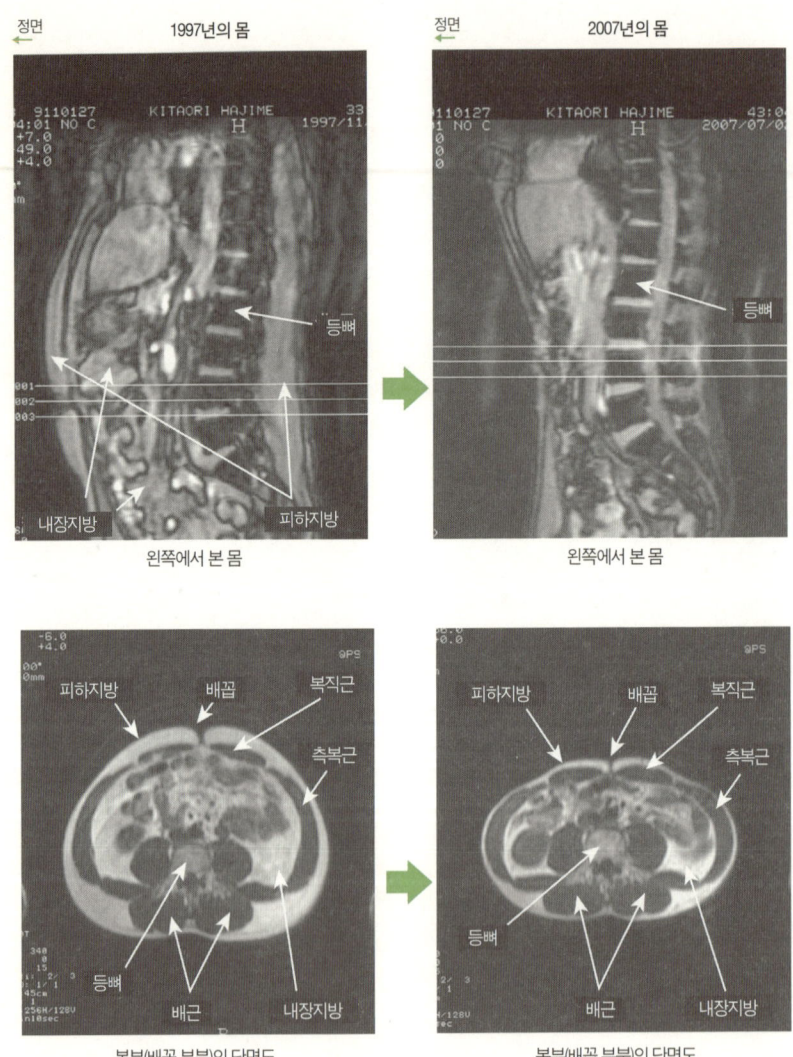

1997년과 2007년에 MRI로 본 필자의 몸 단면도다. 몸의 측면을 비교해보면, 1997년에는 내장지방도 많고 배와 등 쪽의 피하지방도 많다는 것을 알 수 있다. 복부 단면도를 비교해보면, 내장지방과 피하지방 모두 확연히 차이가 난다. 2007년 사진에는 복근도 늘어나 있다.

제3장

대사증후군이란 무엇인가?

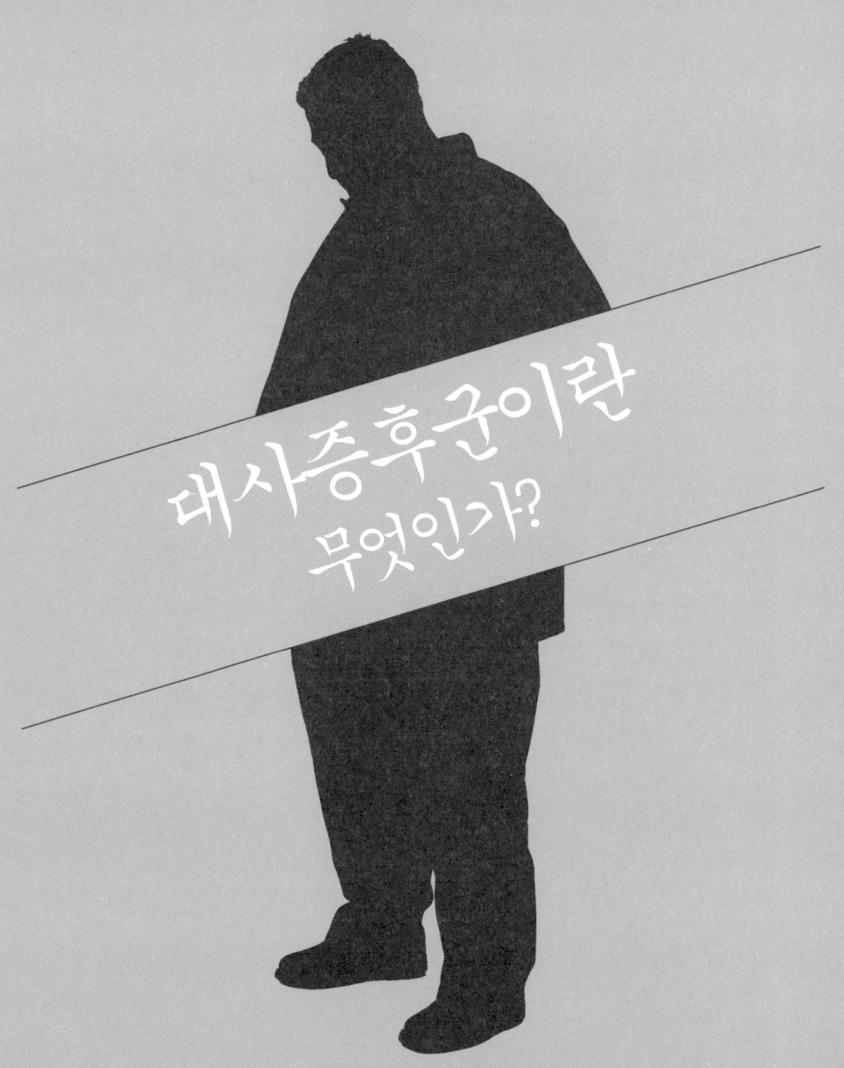

허리둘레
85센티미터의 오해

이제 대사증후군이라는 말은 거의 모르는 사람이 없을 정도로 많이 확산되어 있다. 그러나 그 의미를 정확히 이해하고 있는 사람은 어느 정도나 될까?

2007년에 어떤 방송에서 설문조사를 한 결과를 보면, 거의 절반에 가까운 응답자들이 대사증후군의 진단 기준을 허리둘레가 '남성은 85센티미터이고 여성은 90센티미터'(우리나라는 남성 90센티미터, 여자 85센티미터) 라고 숫자까지 정확히 알고 있었다. 그러나 아는 것은 그것뿐이어서, 배가 나오면 안 된다는 단순한 이해에 그치고 있다는 점이 새로이 부각되었다. 이런 점이 오히려 마이너스 영향을 미칠 수 있으므로, 대사증후군에 관해 간단히 짚고 넘어갈까 한다.

대사증후군이란 병명도 아니고 투약 치료를 해야 하는 진단 기준도 아니다. 돌연사나 남은 인생을 자리보전을 하고 지내게 되는 일을 막기 위한 하나의 '개념'에 가깝다. 그 기준치를 놓고도 너무 엄격하다는 의견이 있는가 하면 반대로 너무 느슨하다는 의견도 있고, 어느 쪽이 됐든 다시 바뀔 가능성이 없는 것도 아니다. 그러니 일단은 그런 개념으로 받아들이고, 그 기준이란 것도 대략 그 정도라고만 이해하면 될 듯하다. 이것 이상이면 질병이고, 이것 이하면 정상이라고 판정하는 기준은 절대 아니라는 것을 알아두자.

우리가 가장 저지르기 쉬운 잘못은 '배가 나왔느냐 안 나왔느냐'에만 관심을 두는 것이다. 대사증후군에서 중요한 것은 그런 것이 아니라 고혈압, 고혈당, 고중성지방 상태인가 아닌가 하는 것이다.

지방세포는 단순한 '창고'가 아니다

예를 들어 고혈압의 기준은 수축기 최고 혈압이 140mmHg 이상이고 확장기 최저 혈압이 90mmHg 이상인데, 건강검진을 했더니 최고 혈압이 150mmHg로 나왔다고 해보자. 당신은 어떻게 할 것인가? 틀림없이 조심해야겠다고 생각하겠지만, 일상생활을 하다 보면 곧 까맣게 잊어버릴 것이다. 그저 1년에 한 번씩 조심해야겠다고 생각만 하는 연례행사처럼 말이다.

실제로 기준치보다 '약간 높은' 정도라면 크게 위험할 것은 없다. 혈당치도 그렇고 중성지방 수치도 그렇고, 기준보다 '약간 높은' 정도라면 중차대한 증상까지는 금방 일어나지 않는다. 아마도 그래서 다들 방치하고 있는 것이리라.

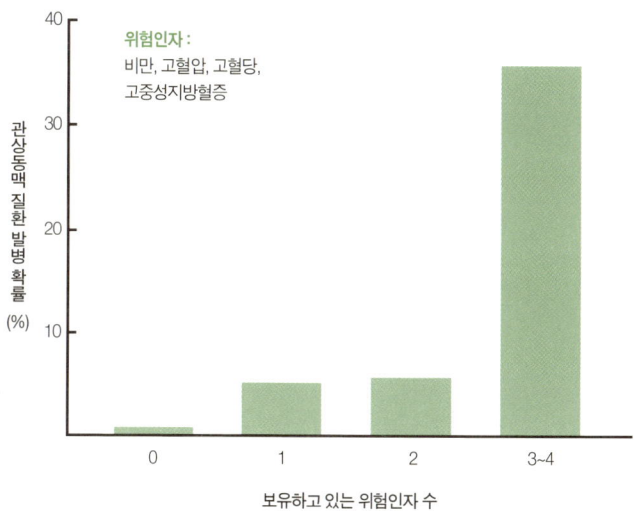

〈그림 3-1〉 위험인자의 수와 관상동맥 질환 발병의 위험도(후생노동성 연구반, 2001년)

그러나 그리 위험하지 않다는 것은 그것들이 '단독'으로 발생하는 경우의 이야기다. 약간 높은 위험인자들이 2개, 3개 겹치게 되면, 혈관이 손상되는 정도가 현저하게 증가한다는 사실이 밝혀졌다(그림 3-1).

혈압이 높다는 것은 혈액 속의 성분들이 그만큼 세게 혈관 벽을 문지르며 지나간다는 것을 의미한다. 그렇게 해서 생긴 혈관 벽의 작은 상처는 통상적인 경우라면 금방 회복된다. 그러나 중성지방이나 콜레스테롤 수치가 높으면 그 상처에 나쁜 콜레스테롤이 쉽게 스며들게 된다. 게다가 혈당이 높으면 그 콜레스테롤이 쉽게 산화되어 동맥경화가 더 빨리 진행된다. 본래 당분은 혈관 벽의 세포를 쉽게 손상시킬 뿐 아니라 고혈압으로 상처가 생기기 쉬운 상태를 만들어버린다.

　이렇게 해서 '약간 나쁜' 녀석들의 공동 범죄로 나쁜 상승 효과가 나타나는 것인데, 여기에다 '나쁜 녀석들의 대부'까지 등장하게 되면 일이 커져버린다. 그 대부가 바로 내장지방이다.

　내장지방은 오랫동안 연구자들도 단순한 지방 창고로만 여겨왔다. 그런데 고혈압이나 고혈당을 일으키는 물질을 바로 지방세포가 만들어서 혈액 속으로 방출한다는 사실이 최근에 밝혀졌다. '단순한 창고'를 겸한 '공장'이었던 것이다.

내장지방이 야기하는 피해

　사실 이 공장에서는 아디포넥틴이라는 물질도 제조하고 있다. 앞에서도 잠깐 이야기했지만, 아디포넥틴은 고혈압 때문에 생긴 혈관의 상처를 수선하거나 고혈압, 고혈당을 개선하는 활동을 하는 '참 좋은 물질'이다. 나쁜 녀석들의 대부라고 불리는 내장지방에서 '참 좋은 물질'이 만들어진다는 것이 잘 이해되지 않을 것이다. 그러면 이 부분을 알기 쉽게 설명해보기로 하자.

　지방세포는 본래 우리 몸을 위해 '참 좋은 물질'을 제조해온 공장이었다. 그러나 그것은 공장의 내부 시설이 좋은 환경을 유지하고 있을 때만 그렇다. 옆에 같이 지어놓은 창고에 짐짝들이 점점 들어차 이윽고 더 들어갈 공간이 없어져버리면, 제조 부문 쪽으로도 그 짐들이 넘쳐 들어오게 된다. 그러면 결국 생산 라인을 가동하는 데에도 지장이 생겨 아디포

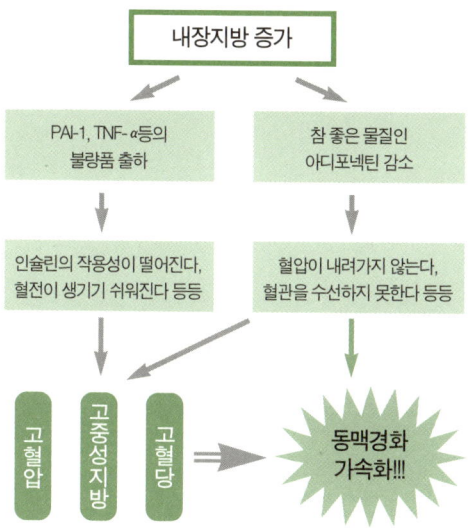

〈그림 3-2〉 내장지방이 일으키는 악순환

넥틴 제조량이 큰 폭으로 줄어들게 되고, 동시에 엉뚱한 불량품이 속속 만들어지는 말도 안 되는 상황이 벌어지게 된다.

지방세포에 지방이라는 짐들이 증가할 때 만들어지는 불량품에는 PAI-1, TNF-α 등이 있다. 이런 물질들이 만들어지면 혈액이 진득진득해져 혈전이 형성되기 쉬운 상태가 되고, 인슐린의 작용이 방해를 받아 혈당이 올라간다. 또 인슐린의 작용성이 나빠지기 때문에 결과적으로 혈압을 상승시키는 원인이 된다. 즉 내장지방의 증가는 고중성지방뿐만 아니라 고혈당, 고혈압이라는 달갑지 않은 트리오의 활성화를 야기하는 것이다(그림 3-2).

혈관을 지켜주는 물질이 줄어들고, 동시에 오히려 상처를 입히는 물질이 증가하며, 이로써 동맥경화가 가속도로 진행되는 것, 이것이 대사증후군에 빠졌을 때 일어나는 악순환의 개요다. 최근 들어 대사증후군의 심각성이 속속 밝혀지고 있는데, 이로 인한 질병과 돌연사를 줄이고자 대사증후군 대책이 크게 대두되고 있는 것이다.

중년에 접어들자 점점 안에서부터 밖으로 나오고 있는 배, 지금 한번 자신의 배에 손을 얹고 상상해보기 바란다. 지금까지 읽어온 내용들을 복습하는 의미에서 말이다.

이 속에 도대체 무엇이 들어 있단 말인가?

이 속에 들어 있는 것이 도대체 무슨 짓을 저지르고 있단 말인가?

그리고 이 속에 쓸데없는 짐짝들을 쟁여놓은 것은 도대체 누구란 말인가?

대사증후군 탈출은
생각보다 쉽다

따라서 대사증후군의 '기준'을 정확히 이해하는 것이 중요하다. 문제는 단순히 허리둘레 수치가 아니다. 근본적으로 혈액 검사 수치가 정상인지 아닌지를 보고, 거기에다가 내장지방이 얼마나 많은지를 따져야 한다.

현재 일본 내과학회가 정한 대사증후군 진단 기준은 〈그림 3-3〉에 나타난 바와 같다.

조금 관심 있게 본 사람이라면 이상한 점을 발견했을 것이다. 동맥경화에 가장 문제가 되는 것이 나쁜 콜레스테롤(LDL)인데, 진단 기준에는 왜 그 수치가 빠져 있을까 하고 말이다.

그것은 나쁜 콜레스테롤이 동맥경화의 주범이므로, 그 수치가 높으면 곧바로 생활 관리나 치료 대상으로 넘어가야 하기 때문이다. 어디까지나 대사증후군이란 '지금까지는 대충 넘겨왔던 약간 나쁜 녀석들의 건강 침해'를 확실하게 막기 위한 새로운 개념인 것이다(참고로 대사증후군은

〈그림 3-3〉 대사증후군 진단 기준

내장지방의 정도(복부 비만)	허리둘레(배꼽 주위)가 남자는 85cm 이상이고, 여자는 90cm 이상(우리는 남성 90, 여성 85 이상)이며, 여기에 다음의 2항목 이상에 해당할 때
지질 이상(고중성지방 등)	중성지방 150mg/dL 이상 또는 HDL콜레스테롤이 40mg/dL 미만(우리는 남성 40, 여성 50 미만)일 때
혈압	수축기 혈압 130mmHg 이상 또는 확장기 혈압 85mmHg 이상
공복 혈당	110mg/dL 이상(우리는 100 이상)

'당이나 지방이 잘 대사되지 않아서 생기는 여러 증상들' 로 정의하고 있다).

위험한 뚱보와 그냥 뚱보

그러면 내장지방이 많으면 혈액 검사 수치가 무조건 나쁘게 나오는 것일까? 대사증후군이란 말이 널리 퍼지면서 뚱뚱하면 다 대사증후군이라고 생각하는 사람이 많아졌는데, 그 답은 "아니요"다.

〈그림 3-4〉는 히타치 근로자들의 건강검진 결과를 바탕으로 만든 것이다. 허리둘레 수치와 대사증후군으로 진단받은 사람의 수를 그래프로 나타낸 것인데, 허리둘레가 85센티미터 이상인 남성 가운데 대사증후군으로 진단받은 사람은 대략 35퍼센트였다.

그림에서 가로축은 허리둘레(cm)이고, 세로축은 허리둘레 수치가 거기에 해당하는 사람의 수를 나타낸다. 막대그래프에서 85센티미터 이상인 부분을 보자. 검은색으로 표시된 부분은 혈액 검사에서 해당 항목이 2개 이상으로 나와 대사증후군으로 진단받은 사람의 수다. 회색 부분은

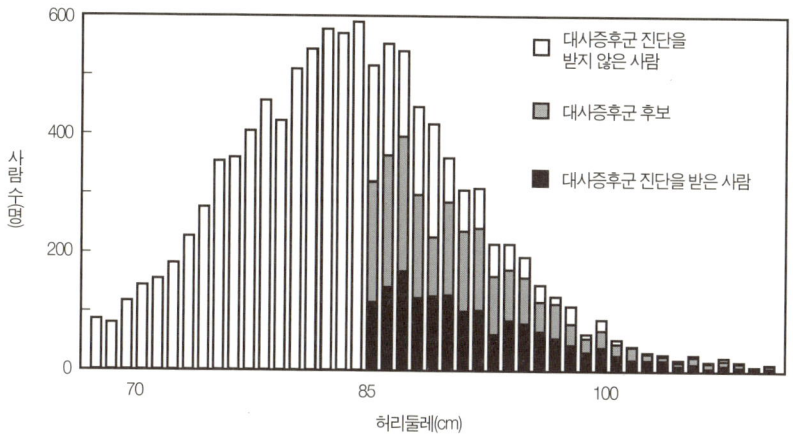

〈그림 3-4〉 히타치 근로자 1만 3000명(남성)의 대사증후군 비율

해당 항목이 1개로서 대사증후군 후보에 속하는 사람의 수이고, 흰색 부분은 건강상 특별한 문제가 없는, 그러니까 '그냥 배가 나온 사람' 이다. 굳이 말하자면, 검은색 부분에 해당하는 사람은 '위험한 풍보' 이고 흰색 부분에 해당하는 사람은 '그냥 풍보' 라 하겠다. 바로 이것이 대사증후군 인가 아닌가를 구별하는 차이다.

하기는 내 주변에도 그런 사람이 있다. 아무리 봐도 너무 살이 쪄서 수치가 나쁘게 나올 것 같은데, 검진 결과를 보면 '모두 정상 범위' 안에 들어간다. 그 이유는 잘 모르겠지만, 아마도 내장지방의 '공장' 이 아주 우수한 능력을 갖고 있기 때문이 아닌가 싶다. 그래서 짐짝이 좀 늘어나도 아디포넥틴을 생산하는 데 별로 지장이 없고, 불량품도 만들어내지 않고 있는 것이다. 여기에는 유전적 요인도 작용하는 것으로 생각된다. 그러나 그런 사람도 몇 년 후에는 상태가 나빠질 가능성이 있고, 비만은

대사증후군이란 무엇인가? 89

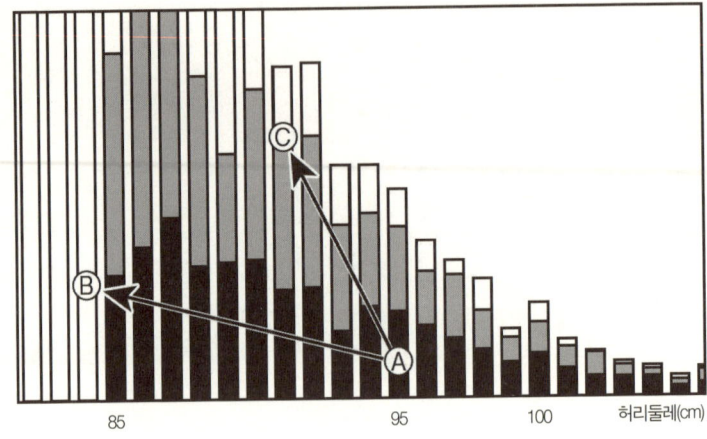

〈그림 3-5〉 그림 3-4에서 일부 발췌한 부분

허리둘레 95cm인 ⓐ지점에서 84cm인 ⓑ지점으로 이동하는 것은 어렵지만, 91cm인 ⓒ지점으로 가는 것은 그리 어렵지 않다.

다리나 허리를 상하게 하는 원인이 되기 때문에, 길게 보면 언젠가 자리 보전을 하게 될 가능성이 높다. 그러므로 어쨌든 체중은 줄이는 것이 좋다. 불행의 싹은 일찌감치 잘라버리는 것이 좋기 때문이다.

허리둘레를 3~4센티미터만 줄여도 대단한 성과

좋은 소식이 하나 있다. '대사증후군에서 탈출하는 것이 그렇게 어렵기만 한 것은 아니라는 사실'이다.

예를 들어 〈그림 3-5〉처럼 허리둘레 95센티미터인 사람이 기준 수치를 목표로 10센티미터 이상을 줄여야 한다는 말을 들었다고 해보자. 아마도 대개는 절대 불가능하다는 생각부터 들어 포기하고 싶을 것이다. 그러나 실제로는 〈그림 3-5〉처럼 3~4센티미터만 줄여도 대사증후군에서 탈출할 수 있는 확률이 상당히 높아진다. 요컨대 허리둘레가 91센티미터인 약간 통통한 '그냥 뚱보'가 되면 되는 것이다(물론 나아가 '그냥 뚱보' 상태도 해소하는 것이 좋다. 이미 하면 된다는 것을 경험한 뒤일 테니, 반드시 될 것이다).

4장에서 자세히 설명하겠지만, 실제로 체중을 5퍼센트(대부분 3~4킬로그램)만 줄이면 혈액 검사 수치가 상당히 개선되는 경우가 많다. 특히 중성지방 수치나 혈당이 약간 높은 수준이었다면, 상상 외라 할 정도로 간

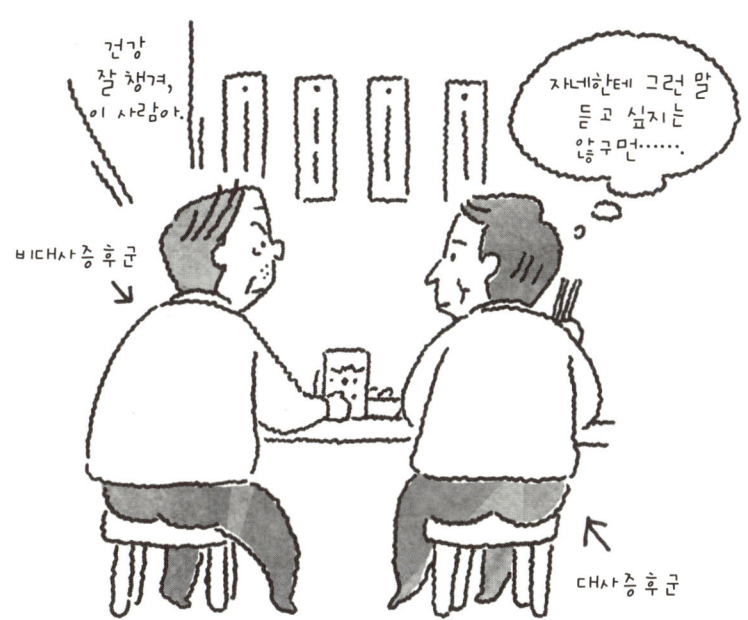

단히 낮출 수가 있다. '참 좋은 물질'인 아디포넥틴 생산 라인이 거의 멈춰 있던 공장이 약간의 짐(지방) 정리로 다시 재가동하게 되는 것인데, 이것이 대사증후군 탈출의 열쇠가 된다.

　이 책에서는 우선 '체중 3~4킬로그램을 줄이겠다는 다짐과 약속'을 굉장히 쉽게 그리고 즐겁게 실행에 옮길 수 있는 방법을 소개하고 있다. 단지 살을 빼는 것이 아니라 죽지 않는 것이 목표이기 때문에, 먼저 혈액검사 수치를 알아둘 필요가 있다. 그러고 나서 다음번 건강검진 결과를 기대하는 마음으로 시작해보기를 바란다.

대사증후군이 불러오는
바로 그 공포

이제 돌연사의 메커니즘을 이해했을 것이다. 대사증후군에서 탈출하는 것은 뜻밖에 간단하다는 사실도 알게 되었다. 그래도 아직 목숨을 지키는 다이어트에 나서지 않고 미적거리는 사람이 있을 것이다. 여기서는 시각을 조금 바꾸어, '죽지는 않지만 굉장히 무서운' 사태도 있다는 이야기를 잠시 해볼까 한다. 대사증후군이 부르는 합병증과 진짜 그렇게 되었을 때 현실적으로 부딪히게 되는 문제점에 관한 이야기다.

죽기보다 힘들다고 말하는 사람들

대사증후군 진단 기준에 혈당치가 포함되어 있다는 점에서도 알 수 있듯이, 대사증후군의 대표적인 합병증은 당뇨병이다. 당뇨병은 소변에 당이 섞여 나온다는 것만을 의미하는 질병이 아니다. 혈액 속에 과잉되어 있는 포도당의 영향을 받아 혈관세포가 마치 설탕에 절인 듯한 상태가 되어 손상을 입는, 혈관의 질병이 당뇨병이다. 즉 혈관이 너덜너덜해져서 여러 장기들이 차례차례 제 기능을 잃어가는 병이다. 여기에 고혈압이 동반되면 그 진행은 한층 더 가속된다.

주요 합병증에는 신장병, 망막증, 신경장애에 따른 하지 괴사 등이 있다. 당뇨병이 발병하면 5년 이내에 눈에 이상이 생긴다. 눈에서 스크린 역할을 하는 망막의 섬세한 혈관이 손상되고, 이로 인해 안저 출혈이 일어나고 조직이 망가진다. 10년째에 접어들면 신장을 둘러싼 모세혈관들이 손상을 입어 신장 기능이 저하된다.

신장병이 일상생활에 미치는 영향은 매우 심각하다. 혈액 속의 노폐물이나 유해 물질을 투과해 소변으로 배출하는 기능을 잃어버리는 것이므로, 생명 유지 자체가 자기 힘으로는 불가능한 상태가 된다. 이렇게 되면 인공 신장 투석을 받아야 한다. 정해진 병원에 가서 팔의 혈관에서 혈액을 몸 밖으로 꺼내 투석 장치를 거친 다음에 다시 몸 안으로 돌려보내는, 엄청난 고통을 수반하는 치료를 받아야 한다. 대개 인공 투석은 이틀에 한 번씩, 한 번에 5시간 정도 걸리는데, 이를 평생 계속해야 한다.

요즘에는 40대, 50대에 인공 투석을 시작하는 사람이 많아졌다. 월급쟁이로 정신없이 일하면서 주택 융자금을 갚아나가고 자식들을 키워낸 뒤, 이제 몇 년 후에는 여유로운 만년을 즐기려 하는 시점에 인공 투석이라는 현실이 닥치는 것이다. 무서운 것은 퇴직 후에 아내와 여행이나 다니면서 살려고 했던 꿈이 깨진 것 정도가 아니다. 투석을 시작하고 5~6년 지나면, 다리를 절단하는 사례가 속속 나타난다. 말초신경이 망가져서 별것도 아닌 상처가 원인이 되어 조직 괴사가 일어나기 때문이다. 그 전후로 한쪽 눈 또는 양쪽 눈이 실명하는 사태가 벌어지기도 한다.

그래서 어떤 사람은 돌연사보다 괴롭다고 말한다.

혼자서는 근처에 무엇 하나 사러 나갈 수도 없고, 함께 유유자적한 노후를 보내려 했던 아내(또는 남편)를 죽을 때까지 고생을 시키게 될 테니 그런 마음이 이해도 간다.

의료비가 증가하는 심각한 현실

그래도 가족으로서는 살아 있다는 것만으로도 감사한 일일지 모른다. 그러나 일반적으로 인공 투석을 시작하면 20년 이내에 사망하게 된다.

생활을 압박하는 것은 질병 그 자체만이 아니다. 의료비 또한 만만치 않은 부담이 된다. 인공 투석으로 매달 비용이 발생하는 반면 다니던 회사를 어쩔 수 없이 퇴직해야 하는 경우가 많다.

내 주변에도 인공 투석 환자가 있는데, 아이처럼 눈물을 흘리는 모습을 여러 번 보았다. 이런 인생을 살려고 그토록 열심히 살아왔다는 말인가? 이런 일이 발생하는 것을 막으려면, 지금부터 해야 할 일이 있다. 이런 질병은 증세가 나타나기 전에 예방할 수 있기 때문이다.

안타깝게도 많은 사람들이 자각 증상이 나타난 다음에야 치료를 시작한다. 그러나 지금까지의 사례를 통해서 알 수 있는 것은, 진료를 시작한 지 2~3년에서 4~5년 지나면 결국 투석 환자가 되는 경우가 많다는 것이다. 실명이 되고 나서야 당뇨병에 걸렸다는 사실을 알게 되는 경우도 적

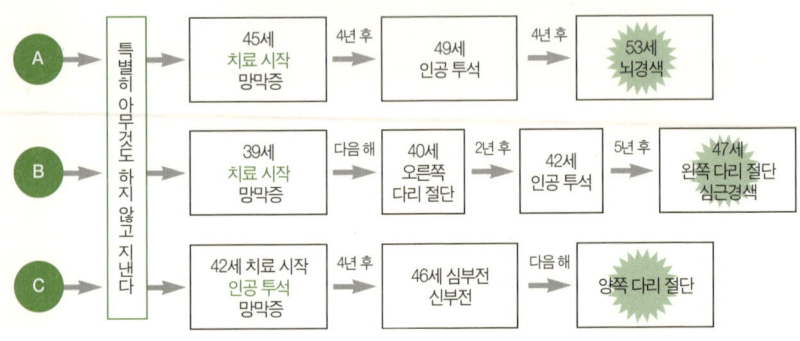

〈그림 3-6〉 건강검진에 따른 '권고 사항'을 무시한 결과

(아마가사키 시 국민건강보험 보험청구서 분석 결과)
자각 증상이 나타나기 전에 대책을 세우지 않으면 돌이킬 수 없다.

지 않다고 한다. 또 흡연자는 질병의 진행 속도가 훨씬 빠르다.

"혈당이 높으니 주의하셔야겠습니다" 또는 "식사량을 줄이지 않으면 문제가 생길 수 있습니다" 등등의 말을 들어본 적이 있는가?

최악의 사태까지 가지 않을 수 있는 기회나 방법은 사실 훨씬 이전부터 아주 가까운 곳에 있었을 것이다. 그런데도 "무슨 일이 있으면 그때 병원에 가도 돼" 하고 넘기다가, 막상 일이 닥치자 하염없이 눈물만 흘리는 것이다. 당신의 인생이 정말로 이렇게 되어도 괜찮은지, 한번 진지하게 생각해보길 바란다.

〈그림 3-6〉은 실제로 어떤 직장인들에게 일어난 현실이다. 자신의 나이와 비교해서 보기 바란다. 아무리 필사적으로 치료에 전념하더라도

'무슨 일이 있은 다음'에는 이미 늦은 것이다. "진작 알았더라면 어떻게 해볼 수 있었을 텐데……." 사실은 진작 알고 있었을 A와 B와 C 모두가 이렇게 말하면서 돌이킬 수 없는 상황을 후회하며 괴로워했다고 한다.

단순한 계산 한 가지만 해보자. 인공 투석이나 다리 절단이라는 사태에 이르기까지는 당뇨병이 발병한 지 20년 정도가 걸린다고 한다. 50세, 60세에 그렇게 되었다는 것은 그 20년 전인 30세, 40세에 이미 잘못되기 시작했다는 말이다. 그렇다. 바로 30대, 40대야말로 예방 작업을 시작해야 하는 시점이다. 그리고 그 시점에 와 있다는 것을 알려주는 명백한 신호는 바로 당신의 배다.

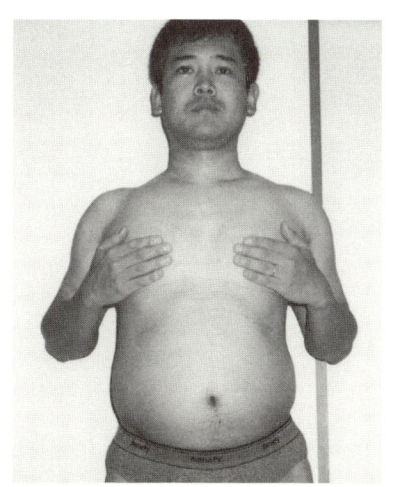

체중 70킬로그램 직전에 와 있는 나(2006년). 배가 참 많이도 나와 있다.

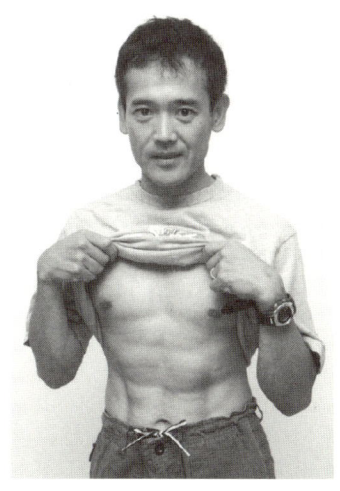

2007년 7월. 체중 55킬로그램 정도. 일부러 배에 힘을 주고 찍은 사진이 아니다.

제4장

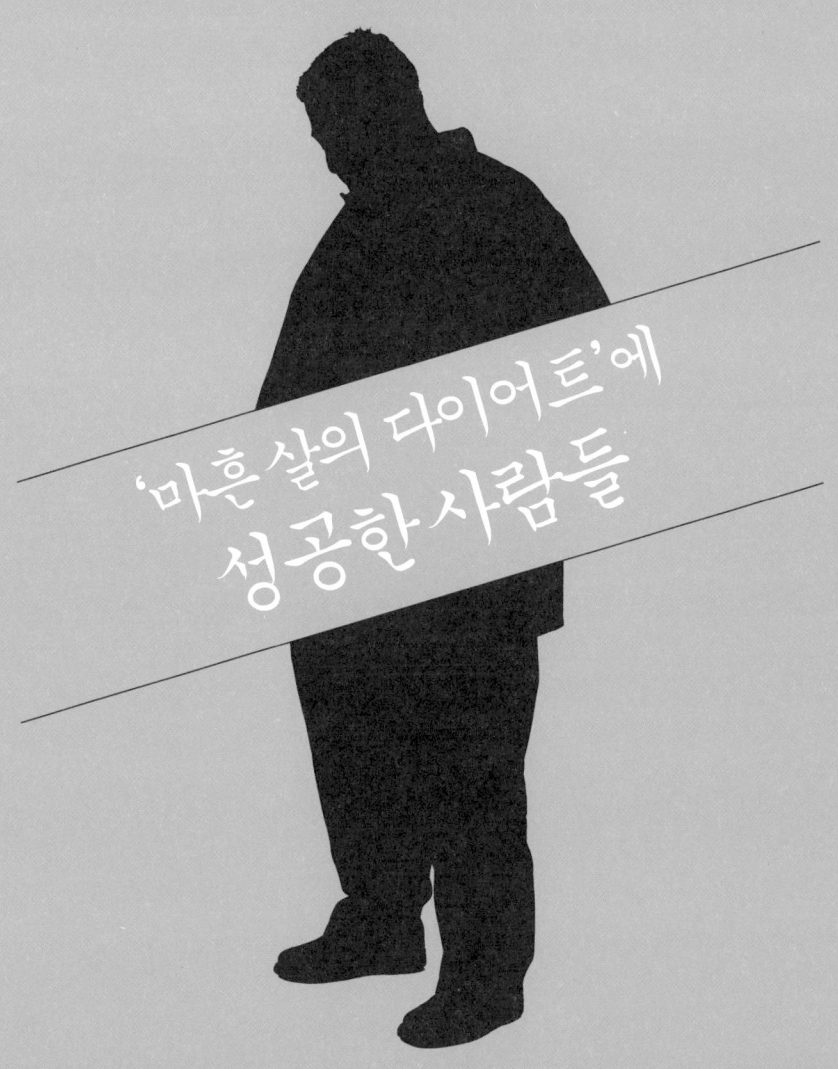

'마흔 살의 다이어트'에
성공한 사람들

사례1 정부기관
직원들이 모두 건강해졌다

강의 하류에서 일어나는 복합 오염 사태는 쉽게 정화되지 않는다. 오염 발생지인 상류 쪽을 막아서 근본적인 조치를 하는 것이 가장 빠른 해결책이다. 하류를 '혈관계 질병으로 인한 죽음'이라고 할 때, 그 상류에 위치하는 것은 무엇인지 찾아보자.

102쪽 그림에서 볼 수 있는 것처럼 죽음에 이르기 전에 나타나는 몇 가지 병변이 있는데, 자각 증상이 나타난 시점은 이미 상당히 하류 쪽으로 내려와 있다. '무슨 일이 있으면 그때 병원에 가도 돼'라는 생각이 얼마나 어리석은 핑계인지를 깨달았으면 한다. 사실 이렇게 말하기는 쉬워도, 자각 증상이 없는 상태에서 병원을 찾거나 식사 조절을 하거나 지속적으로 운동을 하는 것은 상당한 의지가 필요한 일이다. 좌절하는 경우도 많다. 그렇기 때문에 상류 쪽을 직시하는 것이 중요하다.

아주 상류 쪽에 있는 것은 '검사 결과 수치의 이상'이다. 여기서 탈출을 시도하면 발병을 막거나 늦출 수 있다. 검사 결과 수치가 조금 이상을 보인 데는 나름의 원인이 있을 것이다. 그러나 좋은 물질을 없애고 나쁜 물질을 만들어내는 사태를 막는다면, 하류 쪽에서 일어나는 최악의 사태를 미연에 방지할 수 있다.

그러면 이 그림에서 지금 당신이 있는 위치는 어디쯤인가? 물도 그렇지만, 사람도 낮은 쪽으로 흘러간다. 지금 있는 자리에서 하류 쪽을 똑바로 직시하고 상류 쪽을 바라봐주기 바란다. 지금 당장 무엇을 해야 하는지 알 수 있을 것이다. 다 알고 있는 이야기를 또 하고 있다고 생각할지도 모르겠다. 그러나 목적의식을 가지고 실제로 덤벼들기를 바란다. 그

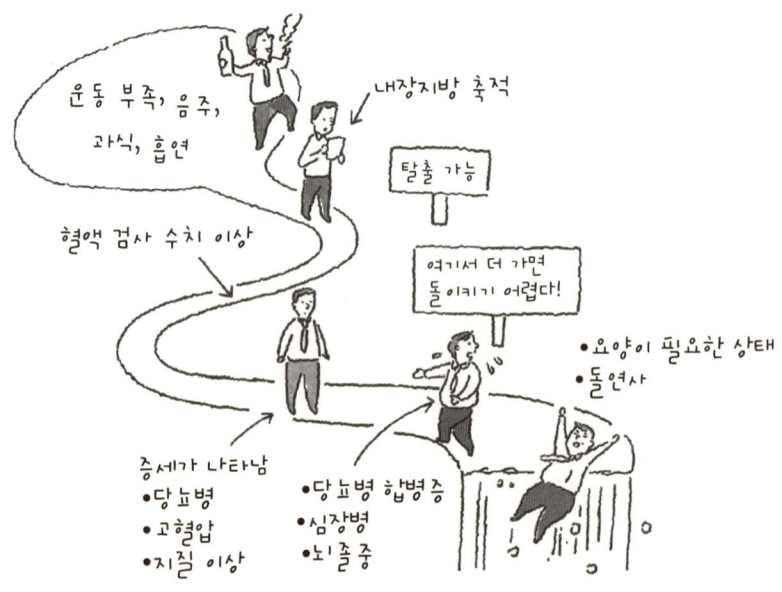

생활습관병의 흐름(후생노동성 홈페이지에서)

러면 얼마든지 질병을 막을 수 있다는 사실이 여러 연구자들에 의해 밝혀지고 있다. "내장지방 감소로 아디포넥틴 분비량이 증가했다" 또는 "검사 수치가 개선되었다"고 하는 사례가 속속 나오고 있는 것이다. 이 사실을 일찌감치 받아들여 커다란 성과를 거두고 있는 지역이 있다.

어느 보건사의 업무

"공무원이 자기가 근무하는 지자체 조직에서 심장병으로 죽는 사람의 수를 제로로 만들다."

이런 꿈같은 이야기를 진지하게 받아들이고 노력한 선진적인 조직이 있었으니, 바로 효고 현의 아마가사키 시다.

아마가사키 시가 유명해진 것은 "시 직원 가운데 심장병으로 죽는 사람의 수가 어느 시점을 기준으로 제로가 되었다"고 하는 보고 때문이다. 그전까지는 약 5000명의 직원 가운데 해마다 1~3명이 심장병으로 한창 일할 나이에 목숨을 잃고 있었다. 이러한 실태에 깜짝 놀란 시당국은 보건사들을 중심으로 2001년부터 대책을 강구하기 시작했다. 그러자 그 이후로 사망자는 물론이고 심장병 발병 건수도 감소하기 시작한 것이다.

이런 획기적인 결과를 가져온 비결은 바로 '직원들에게 내장지방을 줄이도록 철저하게 지도하는 것'이었다. 건강검진 내용에 일찍이 '허리 둘레 측정'이란 항목을 도입했고, 대사증후군 진단 기준이 발표되기 훨씬 전부터 위험군에 속하는 직원들을 대상으로 개별적인 생활지도에 나섰다. 이 프로젝트를 강력하게 추진한 사람은 보건사인 노구치 미도리

(野口綠)였다. 노구치 보건사는 직원후생과로 자리를 옮기게 된 후, 직원들의 건강검진 이력을 자세히 점검했다. 그랬더니 질병을 가진 사람들은 10년 또는 20년 전부터 어떤 전조를 방치하고 있었다는 사실이 눈에 들어왔다. 노구치 보건사는 "충분히 예방할 수 있는 질병 때문에 죽게 놔두고 싶지 않았다. 특히 젊은 사람이 쓰러지면, 본인뿐만 아니라 남은 가족들에게도 보통 힘든 일이 아니다. 뭔가 해야겠다는 생각이 강하게 들었다"고 한다.

노구치 보건사를 비롯해 시의 보건사들이 한 일은 두 가지였다. 하나는 자신의 몸 안에서 어떤 일이 일어나고 있는지를 깨닫게 하는 것, 또 하나는 '해결 방법을 본인이 선택하도록' 도와주는 것이었다. 혈관이 내장지방에서 나온 물질들 때문에 손상을 입고 있고, 그 결과 혈압이 오르고 혈당치가 높아진다는 사실을 깨닫고 나면, 본인이 해야 할 과제는 '지방 줄이기'라는 것으로 압축된다. 그리고 나서 자신의 생활습관을 잘 돌이켜보면, 구체적으로 어떤 것부터 시작해야 할지 답이 나오고 목표가 정해진다. 그리고 "이 정도라면 할 수 있겠다" 싶은 것들이 점점 쌓여가면서 조금씩 성과가 나오기 시작한다. 이때 체중 관리가 중요한 핵심 요소였음은 두말할 필요도 없다.

실제로 1000명의 직원이 참가해 커다란 성과를 얻었다. 단순히 허리둘레를 줄였다는 사실뿐만 아니라 혈당이나 중성지방 수치, 혈압 등이 크게 개선된 경우가 많았다. 이러한 결과가 심장병 사망자 감소로 이어진 것이다.

노구치 보건사는 직장 동료를 돌연사로 잃는다는 것은 참으로 가슴 아픈 일이며, 건강관리 부서에서 근무하면서 동료의 죽음을 속수무책으로 지켜봐야 하는 기막힌 마음을 뭐라고 표현할 수 없었다고 한다. 한창 일할 나이의 유능한 경력 사원을 잃는 것은 사회적인 손실이기도 했다. 노구치 보건사는 납세자에게도 미안한 일이라는 일종의 사명감 같은 것을 느꼈다고 한다. 그래서 시 직원뿐만 아니라 47만 명의 시민들이 건강하게 오래 살 수 있도록 무엇인가 하고 싶었다. 직원들의 사망자가 줄어들었다면, 이것을 시민들에게도 적용할 방법이 있을 것이라고 기대했다.

단명하는 마을이라는 오명을 벗다

아마가사키 시는 효고 현의 90개 행정구역 중에서도 남성들의 수명이 가장 짧아서, 3명 중 1명이 65세 이전에 사망하는 불명예스러운 기록을 가지고 있었다(2003년). 2006년 노구치 보건사는 '단명하는 마을'이라는 오명을 씻어야겠다고 결심하고, 지난 1년간의 국민건강보험 피보험자의 진료보수 명세서를 낱낱이 분석했다. 총 10만 건의 명세서를 가지고, 시민들이 어떤 질병을 갖고 있는지, 그로 인해 어느 정도의 비용을 지출하고 있는지를 조사한 것이다. 그 결과 간과할 수 없는 어떤 현상이 드러났다.

그 대표적인 자료가 인공 투석을 받고 있는 사람 수를 나타낸 그래프다(그림 4-1).

흔히 볼 수 있는 전형적인 그래프를 가져다가 대충 그려놓은 것같이 아름다운 형태를 하고 있지만, 실제 숫자를 바탕으로 작성한 것이다. 1968년에는 1명밖에 없었던 투석 환자가 예쁜 곡선을 그리면서 증가해

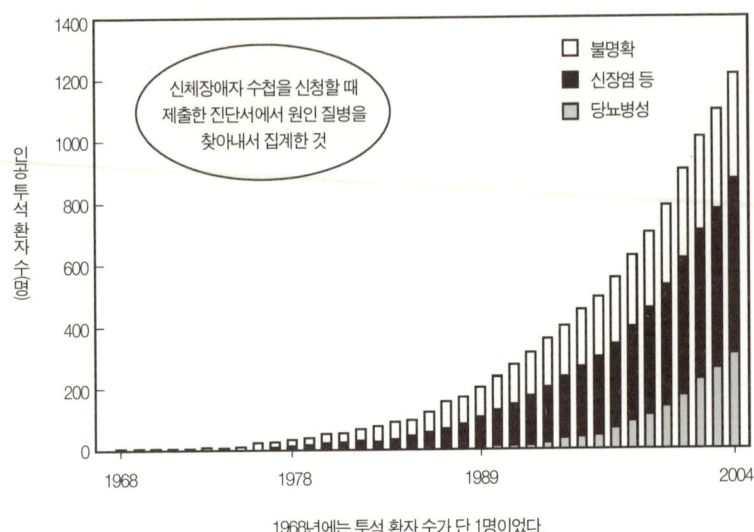

〈그림 4-1〉 아마가사키 시의 인공 투석 환자 실태(원인 질병별)

1968년에는 투석 환자 수가 단 1명이었다.

2004년에는 1216명이 되었다. 해마다 거의 100명에 가까운 사람들이 새로 인공 투석을 받아야 하는 처지가 된 것이다. 당연히 의료비도 급격히 증가해 시의 재정을 압박하는 상황이 이어졌다. 열심히 일해서 연금을 뒷받침해주어야 할 사람들이 점점 그 자원을 갉아먹고 있는 실정이었다.

투석 환자를 살펴보면 전체의 40퍼센트가 당뇨병성 신장 질환이다. 그 밖에도 일찌감치 생활습관을 개선했다면 미리 막을 수 있었던 경우가 매우 많다. 투석까지 가는 것을 막으려면, 당연히 건강검진을 받고 이상한 징후가 발견된 시점에서 나쁜 싹을 확실하게 제거해야 한다.

그러나 현실에서는 커다란 벽이 존재한다.

아무리 건강검진을 받으라고 통지를 해도 도무지 검사를 받으러 오지 않는 사람이 태반이다. 병이 날 때까지 자기 몸에 대해서 아무것도 모르는 채로 살고 있는 경우도 많다. 바로 이런 사람들에게도 건강 지도를 실시하여 '단명하는 마을'이라는 오명에서 벗어나려는 프로젝트가 아마가사키에서 실시되었다.

2007년에는 약 1만 2000명이 건강검진을 받았고, 그중 95퍼센트의 사람들에게 건강 지도를 실시했다. 그리고 그 지도 결과를 통해 얻은 '개선자료'를 시민들에게 적극적으로 홍보하여, 더 많은 시민들이 자발적으로 건강검진을 받도록 유도했다. 30분 이상의 개인 면담을 실시한 것이 무려 연간 5893명이었다. 물론 외부 지원자의 도움이 있기는 했지만, 6명의 보건사가 담당하기에는 벅찬 일이었다.

이렇게 강행군을 할 수 있었던 원동력은 주민들과 나누는 대화였다고 한다. 그들은 "나 같은 사람한테까지 이렇게 신경을 써주니 고맙다"는 반응을 보였다. 시민들 사이에서도 변화가 나타나기 시작했고, 자신의 생활 개선 이야기를 신나게 들려주는 사람도 늘어났다. 그중에는 큰 소리로 울어버린 60대 남성도 있었다.

"내장지방이 있어서 다행이야!" 얼핏 생각 없이 하는 말처럼 들리겠지만, 아마가사키 시의 보건 지도 담당자들은 자신에게 일부러 암호처럼 그렇게 말한다고 한다. 검사 수치가 나쁘게 나온 사람 중에는 생활습관 이외의 문제가 있어서 병원 치료를 받아야 하는 경우도 적지 않다. 그러나 내장지방을 처리해야 하는 문제라면 자신의 힘으로 개선할 수도 있는 데다 복용하고 있는 약의 효과가 극적으로 개선되는 경우가 많다.

2007년의 집계를 보면, 건강검진을 꾸준히 받고 있는 사람들 집단에서는 대사증후군에 해당하는 사람의 비율이 감소했고, 특히 30대의 경우에는 건강검진을 처음 받은 집단에 비해 그 수가 4분의 1에 지나지 않았다. 대개는 올해 건강검진을 받았을 때 정상으로 판정되면, 그다음 해에는 검진을 받지 않는 비율이 높다. 이런 점을 생각하면 상당히 큰 성과라 할 수 있다. 또 2008년의 건강검진 결과에 따르면, 중증 고혈압에 해당하는 사람이 전년도에 비해 절반으로 줄었다고 한다.

이런 활동 결과가 자료로 정리되면, 전국적으로 시민들의 건강 증진에 매우 유용하게 쓰일 것이다. 그리고 그 자료가 의미하는 바를 깨닫는 사람들은 새로운 다짐을 하게 될 것이다.

그 깨달음을 더욱 강화할 수 있도록, 아마가사키 시가 만든 자료(96쪽의 그림 3-6)를 다시 한 번 봐주기 바란다. "무슨 일이 있으면 그때 병원에 가도 돼" 하면서 건강검진을 받지 않는 사람이 무척 많다. 최악의 사태를 피할 길이 있는데도 '다시는 되돌아갈 수 없는 길'로 들어서는 것이다. '무슨 일이 있으면'이라고 생각할 때는 이미 늦다. 바로 이것을 깨달아야 한다.

보건 행정에 힘을 실어줄 수 있는 기회

대사증후군이라는 말이 새로운 화두로 자리를 잡으면, 국민들의 건강수명도 그만큼 늘어나게 될까? 진단 기준을 둘러싸고 일부에서는 서로 다른 의견이나 반대론도 나오고 있다. 투약 치료를 줄이는 데 도움이 된다면 그것도 필요할 것이다. 그러나 대사증후군이란 개념이 확산되면, 사람들의 수명이 훨씬 늘어날 것이라고 확신한다.

왜냐하면 그것을 계기로 건강 증진과 관련된 직업에 종사하는 사람들이 좀 더 일하기 쉬운 환경이 조성되었기 때문이다. 지금까지는 그저 "살찌면 건강에 해로우니 조심하자"는 말이 전부였고, 영양 균형을 생각해서 골고루 먹자거나 운동을 하라고 권장하는 선에서 벗어나지 못했다. 그런데 그렇게 실효성이 부족했던 측면을 획기적으로 변화시킬 수 있는 기회가 마련된 것이다.

이제는 "내장지방을 줄여야 한다"는 명확한 목표를 설정할 수 있게 되었고, 왜 그래야 하는지를 알기 쉽게 설명하고 이해를 구할 수 있게 되었다. 구체적으로는 허리둘레를 줄여야 한다는, "정말 그걸로 되는 거야?" 싶은 간단한 방법이 상식처럼 확산된 것이다. 그리고 무엇보다도 매일 눈으로 보고 확인하는 체중 관리를 통해서 '실천의 동기'를 유지할 수 있다. 이어서 마침내 그렇게 하는 데 유용한 비법들이 전수되기에 이르는 것이다.

나는 최근 몇 년 동안 전국 각지의 연수 모임 등에서 강연을 하면서 보건사나 영양사들을 만날 기회가 많이 있었다. 그들이 공통적으로 가지고 있는 고민은 "주민들의 생활습관을 바꾸려고 열심히 노력하고 있는데, 그게 참 어렵다"는 것이었다. 어려운 것도 무리가 아니다. 왜냐하면 목적이나 목표나 수단이 모두 애매했기 때문이다. "우리 모두의 건강을 위해서 적정 체중을 유지하도록 노력합시다." 이런 말로는 아무도 움직이지 않는다.

그러나 이제는 상황이 달라졌다. 의료제도 개선으로 업무량은 많아졌지만, 명확한 목표를 간단히 설정할 수 있게 되었다. 보건사와 영양사들이 주민들의 건강 지도에 더 많은 노력을 기울이고 있다. 주민들을 설득하기 위해 우선 자신부터 솔선수범해 체중 감량에 성공한 보건사들이 적지 않다(127~130쪽 참조).

진정한 의미의 주민 건강을 위해 일하고 있다는 자긍심과 더불어 즐거운 마음으로 추진하는 업무는 주민들의 행동 변화로 이어질 것이다. 게다가 주민들의 성공담이 줄줄이 답지하면, 보건사로서 그것만큼 큰 보람은 없을 것이다. 뇌 내 쾌감물질인 베타엔도르핀이 마구 솟구치는 것이다.

지금까지 별로 느끼지 못했던 기쁨은 새로운 의욕을 불러일으키고, 주

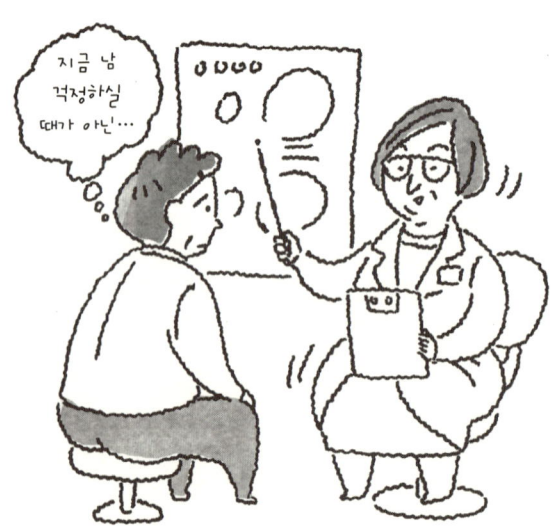

민 건강에 도움이 되는 사업도 더욱 활성화될 것이다. 이러한 선순환이 좋은 결과를 가져오리라는 것은 더 말할 것도 없다.

최신 연구 결과로 내장지방에 관련된 사실들이 새롭게 밝혀지고 있다. 이는 건강보건 행정에도 새로운 바람을 불러일으키는 계기가 되고 있다. 그런 의미에서 행정 관계자들부터 '안 죽는 다이어트'에 성공하는 경험을 해볼 것을 강력히 권하고 싶다.

사례 2 **민간기업**
키워 놓은 인재를 잃는 것은 손실

일반 기업의 입장에서도 한창 일할 나이의 직원을 잃는다는 것은 큰 손실이기 때문에 이에 대한 조치가 반드시 필요하다. 예전에는 건강은 개인의 책임 소관이라는 분위기가 강했다. 그러나 생활습관병 환자가 급증하면서 이제는 더 이상 그렇게 치부하기 어려운 상황이 되었다. 상당한 투자 비용을 들여 쓸모 있는 인재로 키워냈는데 이들 고급 인력이 하나씩 사라진다면, 회사라는 이익 집단도 그 존재 기반이 흔들릴 수밖에 없다.

이런 가운데 '실효성 있는 대사증후군 대책과 생활지도 기술'을 회사 차원에서 연구한 기업이 있다. 그뿐만 아니라 거기서 얻어낸 노하우를 다른 회사에 제공하는 비즈니스로까지 확대했다. "불과 90일 만에 대사증후군 탈출 성공률 70퍼센트 이상, 명백한 실패율은 10퍼센트 이하." 프롤로그에서 소개한 히타치 제작소의 프로그램이 바로 그것이다. 2008

년부터 모든 사업장에서 건강검진을 할 때는 허리둘레를 측정하도록 의무화되었다. 그러나 건강관리 담당자 입장에서는 그 측정 결과를 어떻게 활용해야 할지 뚜렷한 방안이 없는 상태였는데, 여기에도 좋은 참고가 될 것이다.

대사증후군 집단 탈출 계획

'하라스마 다이어트', 이것이 내장지방 격퇴 프로젝트의 이름이다. 이에 대한 등록상표 신청이 승인되었으며, 앞으로 모든 기업의 건강관리 담당 부서에 이 노하우를 판매할 계획을 가지고 있다.

이 독창적이고 실천적인 프로젝트는 처음에는 '연구 사업'의 하나로 시작되었다. '내장지방을 줄이는 좋은 방법' 및 '그것이 대사증후군 탈출에 유효한지의 여부'가 연구 주제였다. 더 큰 목적이 또 하나 있었다. '얼마나 쉽게 자기 문제로 받아들여 성공하는지' 그 효과를 확인하는 것이었다. '하라스마 다이어트'라는 이름에도 이런 의도가 그대로 반영되어 있다.

'하라스마'는 'Hitachi Associates Life Style Modification & Action Diet'에서 첫 글자를 딴 것이다. 하라스마 프로젝트는 라이프스타일을 바꾸고 그것을 착실하게 액션(행동)으로 옮기는 것을 목표로 삼고 있다.

히타치는 이바라기 현의 히타치 지구에 그룹 회사를 포함해 약 3만 5000명의 근로자를 두고 있다. 1997년부터 2002년까지 근로자 사망자 수는 227명으로, 그중에 심장 질환이나 뇌졸중으로 사망한 사람이 41명이었다. 이 수치는 전국 또는 이바라기 현의 평균과 비교하면 오히려 낮은 편이다. 그렇다고 해서 안심할 수 있는 것은 아니다. 어찌 보면 그야말로 '운'에 달렸다고도 볼 수 있는 암과 달리, 이것은 예방할 수 있는 질병이기 때문이다. 히타치는 이 같은 사망률을 거의 제로로 만든다는 목표를 세웠다.

그리하여 히타치 건강관리센터의 산업의와 보건사 등이 하나가 되어, '쉽게 자기 문제로 받아들일 수 있는' 묘안을 짜내 실천에 들어갔다.

우선 2006년 건강검진 결과, 대사증후군으로 진단받은 30~40대가 104명이었는데, 이들에게 하라스마 다이어트를 설명하고 그중 51명으로부터 연구에 동의한다는 다짐을 받아냈다.

하라스마 다이어트는 해당자에게 처음 설명할 때부터 독창성을 발했다. 우선 대사증후군에 대해 설명할 때 "당신의 혈관은 실제 나이에 비해 빠른 속도로 '딱딱하고, 두껍고, 좁게' 변해가고 있는데 정말 그래도 괜찮은가 증후군"이라는 식으로 재미있게 소개했다. 그리고 전체 40쪽에 이르는 파일을 놓고 처음부터 한 쪽씩 함께 보면서 설명을 해나갔다. 물론 그 파일에는 시각적인 자극과 심리적인 효과를 높이기 위한 장치가 구석구석에 배치되어 있었다.

"갑자기 이런 말씀을 드리게 되어 죄송합니다만, 이번 건강검진 결과 대사증후군으로 밝혀졌습니다"로 시작해서 "이번 기회에 대사증후군이라는 것이 밝혀져서 참 다행입니다" 또는 "효과가 있을지 없을지도 모르는 다이어트를 하는 데 돈을 들이시겠습니까?", "작심삼일로 끝나기가 쉽죠" 등등의 이야기를 늘어놓는다. 그러면서 스스로 이 상황을 벗어나야 하고, 그것을 위한 다이어트를 실천해볼 것을 권유한다. 이것은 또한 주민의 건강을 위해 진심으로 애쓰는 건강관리센터의 노력을 받아들이는 과정이기도 하다.

73퍼센트가 대사증후군 탈출

불과 90일 동안의 프로젝트였음에도 그 결과는 놀라웠다.

대사증후군 진단 기준에서 멀찌감치 떨어진 사람, 소위 대사증후군 탈출에 확실히 성공한 사람은 51명 중 32명으로 성공률이 62.7퍼센트에 이르렀다. 여기에 대사증후군 기준을 살짝 넘어서 탈출에 성공한 사람 11명을 포함하면, 효과가 확인된 사람은 84.3퍼센트에 이른다. 탈출에 실패한 사람은 8명(15.7퍼센트)뿐이었다. 나중에 자세히 설명하겠지만, 프로그램에 참가했던 사람들을 1년 후에 다시 조사해보았더니, 놀랍게도 아무런 후속 조치가 없었는데도 대사증후군에서 탈출한 사람이 더 늘어난 것으로 확인되었다.

〈그림 4-2〉에 나타난 32명의 검사 결과(평균치)를 자세히 살펴보면, 체중은 81킬로그램에서 75.9킬로그램으로 약 5킬로그램 감소했다. 또 내장지방은 147.4제곱센티미터에서 119.5제곱센티미터로, 허리둘레는 93.1센티미터에서 88.1센티미터로 줄어들었다. 즉 체중을 5킬로그램 줄였더니 허리둘레가 5센티미터 감소한 셈이다.

눈에 띄게 개선된 것은 중성지방과 공복 혈당치로서, 이것이 대사증후군에서 벗어났다는 결정적 근거가 된 사람이 많았다. BMI를 보면, 프로

〈그림 4-2〉 대사증후군에서 탈출한 사람 32명의 검사 결과(평균치) 추이

	하라스마 이전	하라스마 90일 이후
체중	81.0kg	75.9kg
내장지방의 면적	147.4cm²	119.5cm²
혈압	129/83	126/80
중성지방	219mg/dl	140mg/dl
공복 혈당	110.6mg/dl	99.2mg/dl
혈당치(HbA1c)	5.5%	5.2%
BMI	27.0	25.3

〈그림 4-3〉 하라스마 180일 후 51명의 평균 체중(2006년 11월 17일 기준)

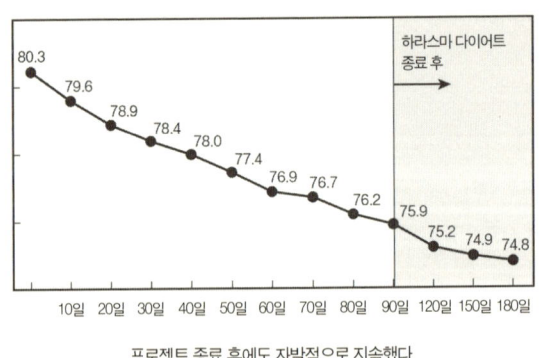

프로젝트 종료 후에도 자발적으로 지속했다.

젝트 종료 시점에는 아직 '비만(25 이상)' 영역에 머물러 있는 사람이 많았던 것으로 추측된다. '위험한 뚱보'도 있고, '그냥 뚱보'나 약간 심한 뚱보인 사람도 꽤 있었을 것이다. 하지만 이들은 이미 체중 감량의 기쁨

을 경험한 사람들로서, 혈액 검사 수치가 상당히 개선되었다.

프로젝트 종료 후에도 자발적으로 체중 감량을 한 사람이 많아서, 종료 후 90일이 지난 후에 다시 확인했을 때 평균 체중이 계속해서 감소해 있었다(그림 4-3). 프로젝트 종료 후에 실시한 설문조사에서 이들이 써낸 감상이나 소감을 보면 그 이유가 잘 나타나 있다. "매일 체중의 변화를 지켜보는 것이 즐거웠다", "목표를 분명히 세울 수 있었다", "내일도 열심히 해야겠다는 각오를 다질 수 있었다", "안 된다는 제약이 별로 없어서 좋다", "실행하는 것이 괴롭지 않고, 효과가 눈에 보인다" 등등이 그들이 보인 반응이었다.

한편 이 회사의 건강검진 결과에서는 흥미로운 점을 발견할 수 있었다.

내장지방의 양을 복부 CT 촬영으로 측정했는데, 단면적 100제곱센티미터 이상인지 미만인지에 따라 혈액 검사 결과에 큰 차이가 나타난 것이다(그림 4-4).

100제곱센티미터 미만인 사람 중에는 고혈압, 고혈당, 고중성지방의 항목 가운데 2개 이상이 문제가 된 사람(뚱뚱하지는 않으나 주의가 필요한 사람)이 겨우 10퍼센트 조금 넘을 정도였다. 그러나 이에 비해 100제곱센티미터 이상인 경우에는 3개 항목 이상이 문제가 된 사람(대사증후군 해당자)이 무려 3분의 1 이상이었다.

또 내장지방이 100제곱센티미터 이상인 경우에, 문제가 없는 사람(그냥 뚱보)은 24퍼센트였고, 뭔가 문제가 있는 사람은 76퍼센트였다. 즉 약간 뚱뚱한 사람을 포함해서 비만인 사람 중에 '진짜 그냥 뚱보'는 4분의 1 정도밖에 안 된다는 이야기다. 내장지방이라는 것이 얼마나 대사증후

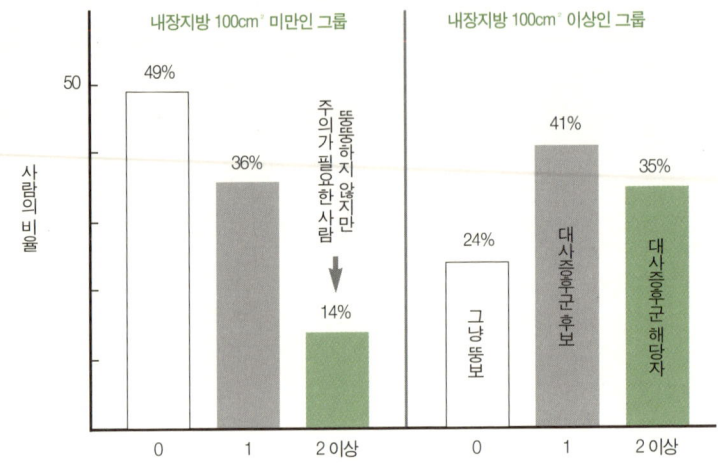

〈그림 4-4〉 내장지방이 100cm² 미만인 그룹과 이상인 그룹에서 대사증후군에 해당하는 사람의 비율

군을 일으키기 쉬운지를 명확히 보여주는 자료다(이미 약물 치료를 하고 있는 사람을 포함한다면 더욱 뚜렷한 결과가 도출되었을 것이다).

그러면 '하라스마'라는 방법은 구체적으로 어떻게 실천에 옮겼을까? 앞으로 비즈니스 차원에서 다루어질 부분이라서 아주 구체적으로 설명할 수는 없지만, 요점을 소개하자면 다음과 같다.

- 90일 동안에 현재 체중의 5퍼센트를 줄이는 것을 목표로 한다.
- 보건사와 상담하면서 스스로 프로그램을 결정한다.
- 아침저녁으로 체중을 재고 그래프로 옮겨, 눈으로 보고 확인하면서

체중 관리를 한다.
- 100칼로리에 해당하는 식사 일람표와 운동 일람표를 카드로 만들어 여러 개 준비해놓고, 그중에서 자신이 할 수 있는 것을 골라 실행에 옮긴다.

하라스마 다이어트는 이와 같이 뭔가 특수한 방법을 사용하지 않고 스스로 주체적으로 체중을 관리하는, 기본 중에서도 기본인 다이어트 방법이다.

그런데도 성공하는 사람이 많은 것은 어디에 어떤 핵심이 있기 때문일까?

이것을 두 가지 키워드로 표현하면, '눈으로 본다는 것' 과 '스스로 한다는 것' 이다. 소도구로 등장하는 카드는 '다른 건 몰라도 이것만은 계속할 수 있겠다' 는 마음을 불러일으킨다. 그리고 '할 수 있는 것' 을 스스로 선택했기 때문에, 그것도 못한다면 자신을 용납할 수 없다는 심리가 발동한다. '작심삼일' 의 가능성이 낮아지는 것이다. 또 체중을 기록해 나가면서 얻게 되는 '기쁨의 감정' 이 실천 동기를 지속시키는 강력한 요인이 된다. 더 자세히 말하자면, 자신의 목표 수치(체중)를 바탕으로 하루에 줄여야 할 칼로리를 계산한 다음, 그것에 맞추어 자신이 사용할 카드 매수를 결정하는 것이다. 방법이 합리적이라는 점도 직장인들의 마음을 움직이는 요인이었다(100칼로리 카드를 얻을 수 있는 방법은 251쪽 참조).

하라스마 다이어트법에는 '체중을 재기만 해도 되는 다이어트' 의 방법과 사고방식이 상당히 깊이 스며들어 있다. 프로젝트의 책임자인 나카가와 가오루 산업의도 '체중을 재기만 해도 되는 다이어트'의 도움이 컸다고 말한다. 그 역시 100그램 단위로 잴 수 있는 체중계를 구입했으며, '좌절 방지 대책'으로 '작은 실패를 허용하는 법'(196쪽 참조)을 채용했다고 한다. 그도 그럴 것이, 나카가와 자신이 핑계를 성공으로 전환하는 방법에 적극 활용해 체중을 70킬로그램에서 63킬로그램으로 줄이는 데 성공한 경험자였던 것이다.

자신의 경험을 바탕으로 나카가와 산업의는 모든 직장인들에게 '직장인에게 가장 적절한 최강 다이어트법'을 전달하고자 노력할 수 있었다. 나의 졸저《마흔 살의 다이어트》가 참가자들에게 교재로 채용되었다는 것은 앞에서 말한 바와 같다.

다이어트 기간이 끝나고 1년 뒤

최근에 재미있는 추적조사 결과가 나왔다. "다이어트 기간이 끝난 후 아무런 후속 조치를 하지 않고 1년이 지났을 때 참가자들은 어떻게 되어 있을까?" 하는, 건강관리 지도를 담당하는 사람이라면 누구나 궁금하게 여길 조사 결과다.

결과는 놀라웠다. 평균 체중이 계속 감소하여, 대사증후군에서 벗어난 사람이 38명(73퍼센트)으로 늘어나 있었던 것이다. '세세하게 체중을 관리하는 방법'을 따른 덕분에, 건강한 식사습관과 운동습관이 제대로 자리를 잡은 것 같았다.

이들은 처음에 '생활습관병을 예방하려면 이렇게 해야 합니다' 하고

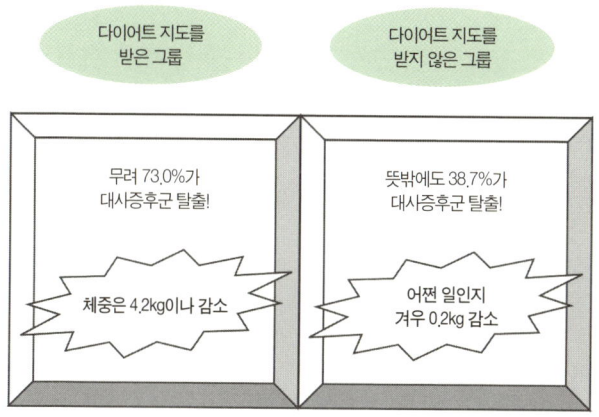

〈그림 4-5〉 1년 후 대사증후군에서 벗어난 사람의 비율과 체중 비교

아무리 이야기해도 듣지 않았던 사람들이다. 그런데 바람직한 생활습관을 유지할 수 있는 힘이 자연발생적으로 생겨나 지속되고 있었던 것이다. 틀림없이 거기서 기쁨을 느꼈기 때문일 것이다. 더 놀라운 사실이 있다. 다시 1년이 지난 후(즉 2년 후) 조사해봤더니, 요요 현상이 나타난 사람이 전체 51명 중 단 5명에 지나지 않았다는 점이다. 다시 말해, 요요 현상이 웬만해서는 없다는 사실을 증명한 것이다.

그런데 건강관리 업무 담당자들을 고민에 빠뜨린 조사 결과도 있었다. 대사증후군 진단을 받은 사람으로서, 대사증후군의 위험성과 생활습관 개선의 중요성에 관해서는 설명을 들었으나 다이어트 지도는 받지 않은 사람들(즉 동기 부여 지원만 받은 그룹)의 조사 결과다.

이들에게 특별한 후속 조치를 하지 않은 상태에서 1년이 지난 후에 건강검진을 실시한 결과, 뜻밖의 결과가 나왔다. 약 40퍼센트에 가까운 사람들이 대사증후군에서 벗어나는 데 성공했던 것이다(그림 4-5). 이 결과만 보자면 분명 좋아할 일인데, 그 뒤에는 이런 면이 숨겨져 있었다. 이 두 번째의 건강검진 결과를 보면, 허리둘레는 평균 3.1센티미터 줄어들었는데 체중은 불과 200그램밖에 감소하지 않았던 것이다. 이것은 무엇을 의미하는 것일까?

이야기를 잘 들어보니, 허리둘레는 재는 순간에 살짝 배를 집어넣은 사람이 많았던 것 같다. 또 혈액 검사 결과를 보면, 다른 수치는 전혀 개선되지 않았는데 중성지방 수치만 평균 40mg/dl로 낮아져 있었다. "야, 대단하다. 진짜 다행이야" 싶지만, 여기에도 나름의 사정이 있었다. 역시 이야기를 들어보니, 검사 일주일 전부터 술을 삼가는 등의 노력을 했던 사람이 많았다(그림 4-6). 다시 말하면, 대사증후군 위험이 높다는 지적을 또다시 받고 싶지 않다는 심리가 작용해, 뜻밖의 결과가 나온 것이다.

이것은 무척 유감스러운 일이다. 건강하게 오래 살 수 있는 기회를 스스로 차버린 셈이니 말이다. 이런 점은 건강검진을 받는 사람이나 건강관리 업무를 담당하는 사람이나 모두 깊이 새겨두어야 할 것이다. 허리둘레는 거짓말을 한다. 그렇기 때문에 거짓말을 하지 않는 '체중 관리'가 더욱 중요한 것이다.

건강관리를 담당하는 입장에서는 수치에 하자가 없는 '대사증후군 의사 탈출'을 과연 문제가 없다고 넘겨도 되는지가 고민스러울 것이다. 즐거운 마음으로 자신의 체중 변화를 이야기하는 사람과 교묘하게 문제를 비껴가면서 건강을 지킬 수 있는 기회를 놓쳐버리는 사람. 과연 어느 쪽

〈그림 4-6〉 **1년 후의 조사 결과 비교**

	다이어트 지도를 받은 그룹	다이어트 지도를 받지 않은 그룹
체중(kg)	-4.2	-0.2
허리둘레(cm)	-4.4	-3.1
혈압(mmHg)	-7.0	-1.6
중성지방 수치(mg/dl)	-55.3	-42.7
혈당치(mg/dl)	-3.2	+2.9

이 즐거움을 가져다주느냐 하는 문제일지도 모르겠다.

아무튼 하라스마 다이어트가 성공을 거두었다는 사실은, 이 책의 다이어트 방법을 실천하면 내장지방의 단면적이 확실히 감소하고 혈액 검사 수치도 개선된다는 사실을 새롭게 증명한 것으로 볼 수 있다. 물론 검사 수치가 개선되었다는 것은, 지방이 많아지면서 분비량이 줄어들었던 '참 좋은 물질' 아디포넥틴이 다시 분비되기 시작했다는 점과도 깊이 관련되어 있다.

나의
'안 죽는 다이어트' 기록

제5장의 실천편으로 들어가기 전에, 여러분의 다이어트 동기를 좀 더 강화할 수 있도록 나의 체중 변화 기록을 보여드릴까 한다.

14킬로그램 줄어든 체중을 유지하기

나는 42세의 생일을 맞이했던 2006년 2월 20일부터 다음 해 7월까지, 매일 아침마다 체중을 쟀다. 다음은 그 과정의 전체 기록이다(그림 4-7). 처음에는 급격히 체중이 줄어드나 했더니 일주일 만에 다시 요요 현상이 나타난 것을 알 수 있다. 다이어트에 관해서는 전문가 수준인 나조차 이러했으니, 대부분의 사람들이 좌절을 맛보는 것은 무리도 아닐 것이다. 그러나 그다음부터는 적절히 속도를 유지하면서 꾸준히 체중이 줄었다.

정체 구간도 있고 조금씩 상승하는 구간도 있다. 그래도 전체적으로는

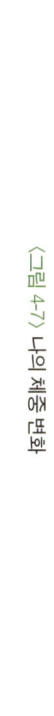

〈그림 4-7〉 나의 체중 변화

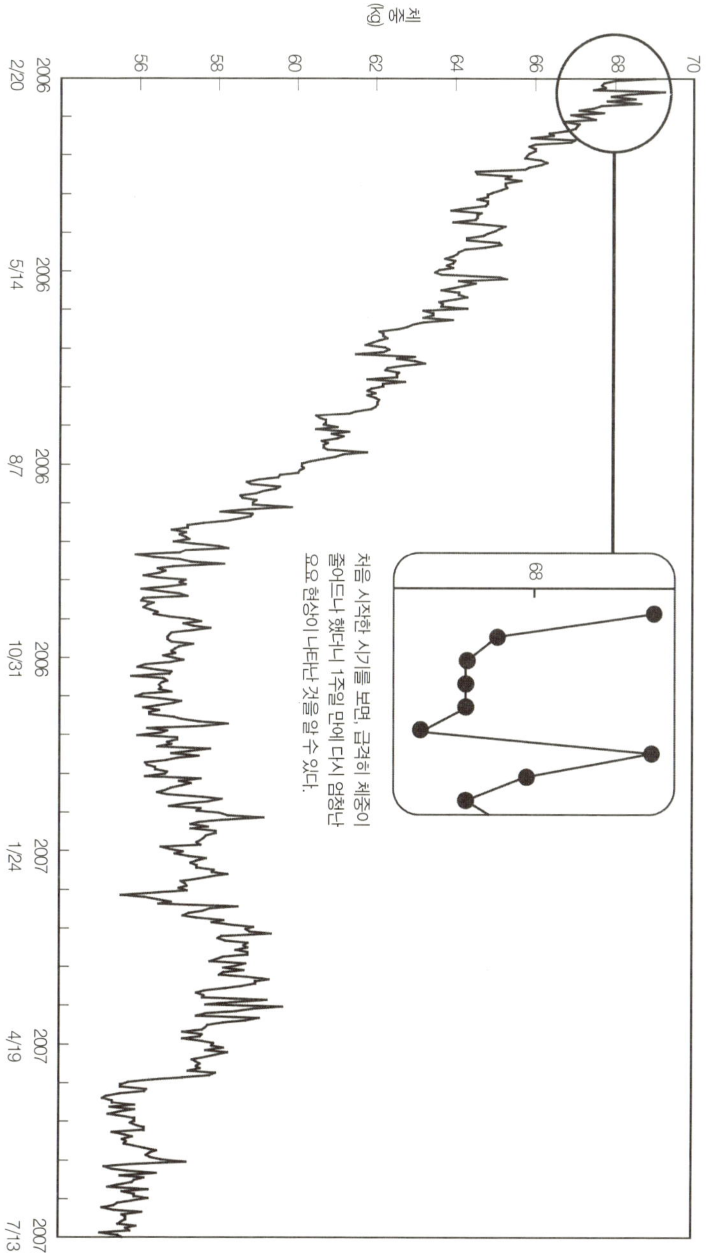

체중
(kg)
70
68
66
64
62
60
58
56
2006
2/20
2006
5/14
2006
8/7
2006
10/31
2007
1/24
2007
4/19
2007
7/13
68
처음 시작한 시기를 보면, 급격히 체중이
줄어드나 했더니 1주일 만에 다시 엄청난
요요 현상이 나타난 것을 알 수 있다.

우하향을 유지하고 있는데, 그 이유는 '우하향을 유지하려는 몸'이 되었기 때문이다. 일단 본격적인 궤도에 올라 순조롭게 아래쪽을 향하게 되면, 사람의 마음은 자연스럽게 "모처럼 잘 내려가고 있으니 좀 더 낮춰보자" 하는 쪽으로 작동한다. 그뿐만이 아니라 체질 자체가 '조금만 노력해도 체중이 쉽게 감소하는 몸'으로 변화하고 있다는 것을 실감하게 된다.

놀라운 사실은, 이렇게 체중이 줄었는데도 무엇무엇은 먹으면 안 된다는 식사 제한을 전혀 한 적이 없다는 점이다. 나는 술을 굉장히 좋아하는 사람인데, 술을 제한하기는커녕 오히려 그전보다 양이 늘었다. 케이크도 무척 좋아해서 눈앞에 있으면 서너 조각을 먹어치울 정도이고, 다이어트 기간 중에도 케이크를 서너 조각 먹은 적이 여러 번 있었다. 그런데도 체중 감량에 성공했다.

14킬로그램이라고 하면 과격하게 체중을 줄인 것 같지만, 실제로는 2월 말부터 9월 말까지 7개월에 걸쳐 진행된 일이었다. 한 달에 평균 약 2킬로그램으로, 무리를 하자면 2~3일 만에도 줄일 수 있는 정도다. 사람들은 다이어트를 시작할 때 일반적으로 한 달에 3킬로그램에서 5킬로그램 정도를 목표로 잡지만, 그렇게 하지 않아도 큰 성과를 얻을 수 있다는 것을 알았을 것이다.

그런데 체중을 줄이는 것보다 줄인 체중을 유지하는 것이 더 어렵다는 것이 다이어트에 관한 상식이다. 몇 달 지나지 않아 다시 요요 현상이 나타나게 된다. 요요 현상을 막는 방법이 있다. 다이어트를 하면서 그래프를 그려가다 보면, 이상적인 체중을 수월하게 유지할 수 있다.

그래프를 잘 보면, 55킬로그램까지 감소한 다음 대략 57~58킬로그램 사이에 계속 머무르고 있다. 나에게는 바로 이 수치가 편안하게 유지할 수 있는 수준인 것이다. 20년 동안 거의 본 적이 없는 수치다. 이때 이후로 2008년 12월까지 2년 이상, 단 하루도 60킬로그램을 넘어본 적이 없다. 다이어트를 하고 있다는 의식도 거의 없이, 먹고 싶은 것을 다 먹으면서 말이다.

전국에서 날아드는 성공담

텔레비전에 이 다이어트 방법이 처음 소개된 것은 2003년 10월이었다. 반응은 엄청났고 방송국 홈페이지 접속 수는 지금까지 138만 건에 이른다. 2007년 이후로도 월 평균 1만 건을 넘어, 지금도 재방송을 요청하는 소리가 끊이지 않고 있다.

또 많은 사람들이 지난번에 낸 책을 읽고 체중 감량에 성공한 사례를 전해주고 있다. 그중에는 의사나 보건사처럼 대사증후군 대책에 힘써야 할 입장에 있는 사람도 적지 않다. 참고가 될 수 있도록 몇 가지 사례를 소개할까 한다.

우선 의사 T씨(49세 남성)의 사례를 보자. T씨의 그래프도 아름다운 곡선을 그리고 있다. 처음 시작한 지 10개월 만에 체중을 8킬로그램 줄이는 데 성공했다(그림 4-8). 그래프가 오르락내리락하는 것이 인간적인 느낌을 주어 더 아름답게 보인다.

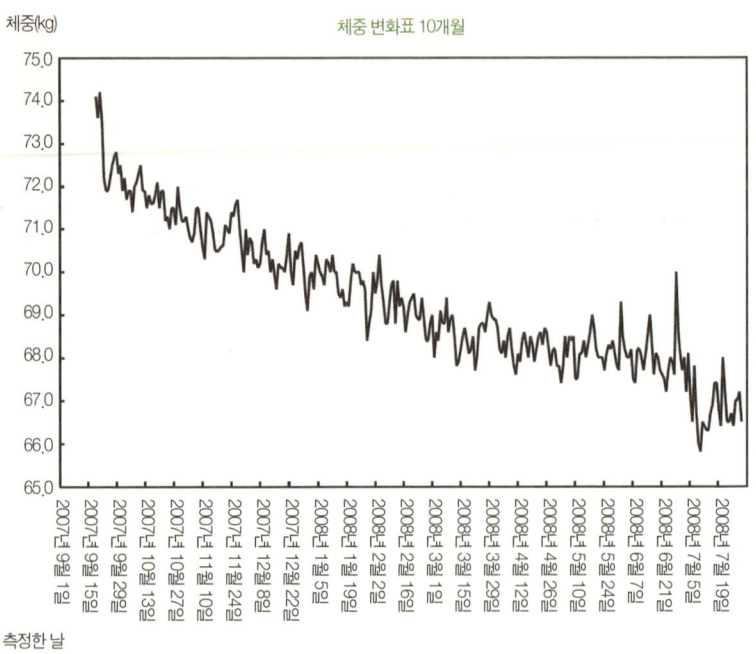

〈그림 4-8〉 T씨의 체중 그래프

    T씨는 지역 의료, 벽지 의료의 네트워크 조직화에 관심을 가지고 실천하고 있는 모임의 회원이며, 생활습관병 예방 등의 강연으로 이름이 꽤 알려진 의사다. 이 다이어트법의 안전성과 합리성은 물론이고 그 간단함을 높이 평가해, 환자들과 의료 관계자들에게 적극적으로 권장하고 있다. 지난봄에 우연히 만날 기회가 있었는데, 이때 자신의 실천 그래프를 보여주면서 "체중이 순조롭게 착착 줄어들어 재미가 난다. 누구한테나 권장할 수 있어서 참 좋다"고 말했다. 그로부터 7개월이 지난 후에는 "요

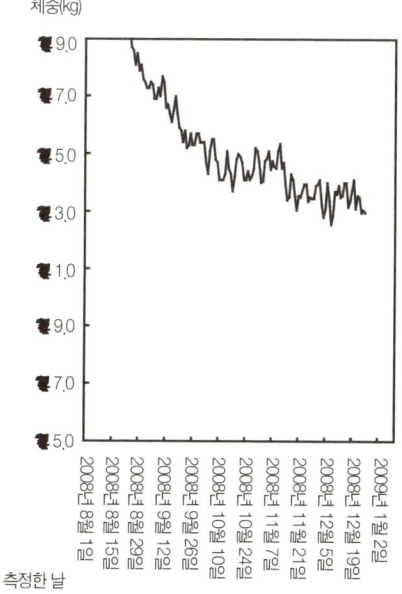

〈그림 4-9〉 K씨의 체중 그래프

즘에는 다이어트를 적당히 하고 있는데, 이미 습관이 되어서 계속 유지되고 있다"는 소식을 전해 들었다.

한편 보건사인 K씨(51세 여성)는 2008년 8월에 다이어트를 시작해 4개월 만에 약 7.4킬로그램이나 체중을 줄이는 데 성공했다(그림 4-9). K씨는 "지금까지 수많은 다이어트 방법에 도전해봤지만 번번이 실패해 자신감을 잃고 있었는데, 나같이 의지박약한 사람도 할 수 있는 획기적인 방법이다. 이것이 바로 내가 원하던 다이어트다!"라며, 지금도 내 책을 바이블처럼 매일 가지고 다닌다고 한다. 당시 K씨는 고령자 담당 부서에서 건강추진 담당 부서로 자리를 옮기면서 이를 계기로 피트니스센터를 다니고 있었다고 한다. 그런데 체중이 줄다가 곧 정체 상태에 머물러 고민 중이었다. 그때 책에서 읽은 "건강 행정을 담당하고 있는 사람들이 앞장서서 체중 감량에 성공하는 모습을 보여주었으면 한다"는 구절이 자신의 직업의식과 딱 맞아떨어졌다는 것이다. 그러나 무엇보다 더 큰 계기는 "단 음식이나 기름진 음식의 유혹에 굴복하는 것은 그것이 대뇌의 작용이기 때문에 당연하다"라는 설명이었는데, 그 덕분에 "부정적인 생각의 저주에서 풀려날 수 있었다"고 한다. 요점은 먹고 싶은 것은 참지 말고 먹는 것, 그리고 그래프는 반드시 그날 안에 표시하는 것이다. K씨는 다른 사람들도 이런 효과를 체험했으면 하는 마음에서 총무과에 건의해 가을 무렵에 직원을 대상으로 대사증후군 교실을 열었다. 사람들의 반응은 예상 외로 뜨거웠고, 다이어트에 성공한 사례가 속출하고 있다고 한다.

일찌감치 주민들의 건강관리에 이 책을 도입한 오키나와의 기타나카구스쿠에서는 세세한 부분까지 관여하지 않아도 주민들이 스스로 그래프를 보면서 생활습관을 개선해가고 있다고 한다. "예전에는 이런 모습을 찾아볼 수 없었어요. 건강검진에 대한 태도도 상당히 긍정적으로 변했는데, 정말 상상 이상입니다." 마을 사람들의 다이어트 그래프를 보면, 기름진 음식을 좋아해서 문제가 되었던 지역이라고는 생각할 수 없을 정도로 순조롭게 체중 조절을 해나가는 사람이 많다.

한편 Y씨(39세 남성)라는 독자는 다이어트 그래프뿐만 아니라 자신의 복부 사진까지 보내왔다. 그는 6개월에 걸쳐 10킬로그램 감량에 성공했는데, 기념으로 아이들과 함께 찍은 사진을 보내온 것이다. 가족들이 기

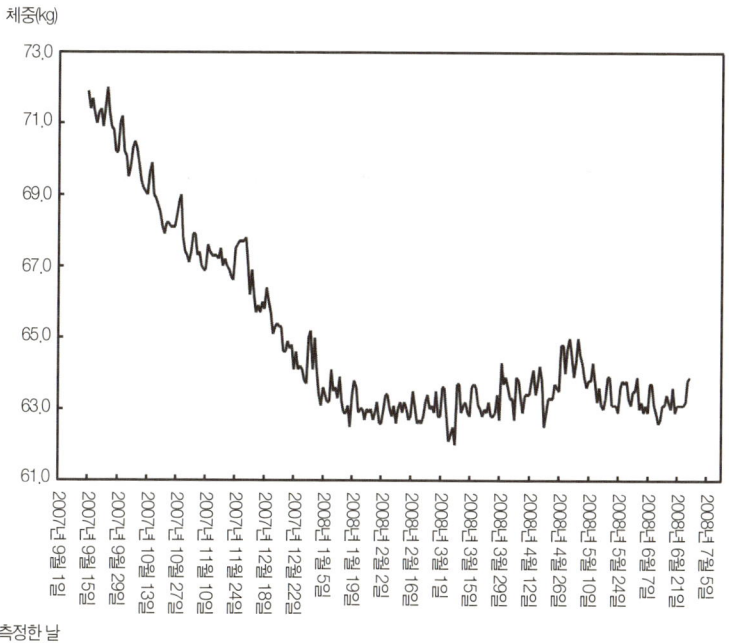

〈그림 4-10〉 Y씨의 체중 그래프

뻔한 것은 말할 것도 없다. 그래프의 모양도 아주 이상적이다. 부분적으로 실패한 곳도 있는데, 거기서 회복하는 요령을 빨리 터득했다는 것을 짐작할 수 있다(그림 4-10).

공무원인 H씨(45세 남성)는 3년 전부터 당뇨병으로 약을 복용하고 있는데, 좀처럼 상황이 개선되지 않는 상태였다. 그런데 체중을 9킬로그램 감량한 뒤, 의사조차 깜짝 놀랄 정도로 혈당치와 HbA1C가 정상화되었고, 그 덕분에 복용하는 약도 줄일 수 있었다. 그는 이렇게 성공할 수 있

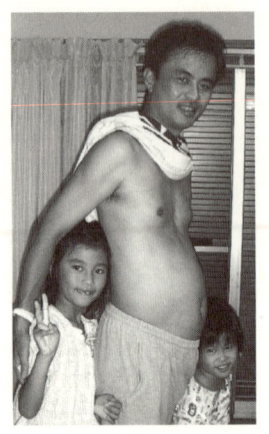 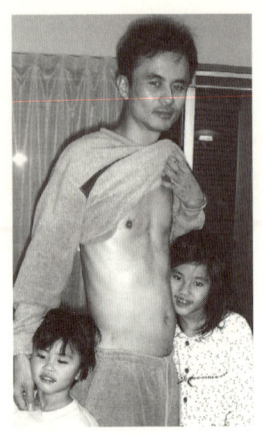

다이어트하기 전의 Y씨   다이어트하고 난 후의 Y씨

었던 가장 큰 이유는 "《마흔 살의 다이어트》 덕분에 공복감이 괴롭지 않은 것이 되었기 때문"이라고 한다.

다이어트 성공의 기쁨은 다른 사람에게 전달되면서 새로운 기쁨을 낳는다. 다음 차례는 바로 당신이다.

다음 장부터는 이러한 다이어트 방법을 속속들이 소개해보기로 하겠다. 경험을 통해서 입증된 확실한 체중 감량법과 정체기를 어떻게 보내야 하는지에 관한 방법 등을 차례차례 모두 전수할 것이다.

제5장

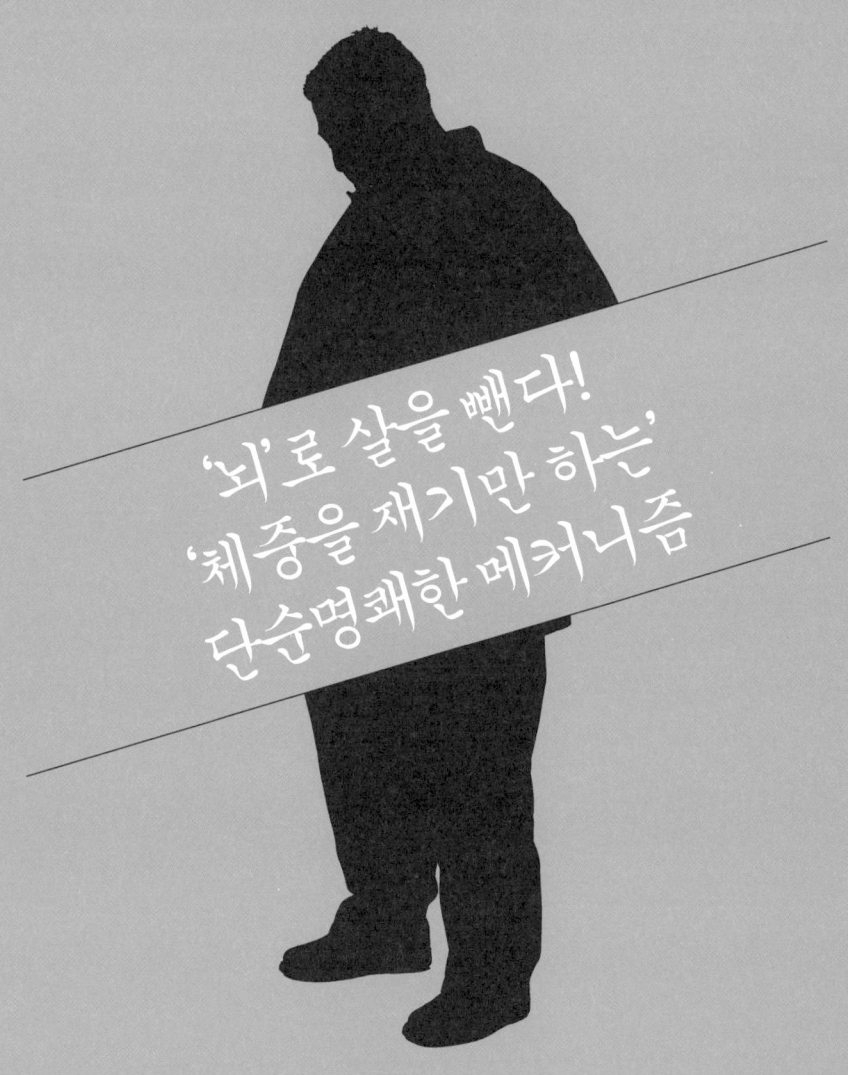

'뇌'로 살을 뺀다!
'체중을 재기만 하는'
단순명쾌한 메커니즘

지속 가능한
다이어트

 우선 중요한 사실이 하나 있다. 이 다이어트 방법에는 '체중을 재기만 해도 되는 다이어트'라는 이름이 붙어 있지만, 정말로 재기만 해도 자동적으로 살이 빠지는 것은 절대 아니다. 그렇게 입맛에 딱 맞는 방법 같은 건 이 세상에 없으며, 반드시 살을 빼려는 노력을 해야만 한다. 진지하게 잘 생각해본다면 이 말이 이해가 될 것이다. '그럼 제목부터가 가짜잖아!' 하는 생각도 무의미하다는 것을 직접 해보면 알게 될 것이다.

 '체중을 재기만 해도 되는 다이어트'라는 것은 엄밀히 말해 다이어트법이 아니라, '다이어트를 계속할 수 있는 실천 동기를 지속시키는 방법'이다.

 모름지기 다이어트에 실패하는 근본적인 이유는 '지속하지 못한다는 데'에 있다. 그러나 '체중을 재기만 해도 되는 다이어트'는 지속이 된다. 그것은 이 방식이 '뇌의 성질을 거꾸로 이용한 다이어트법'이기 때문이다. 그리하여 괴롭기 짝이 없는 식사 제한이나 운동이 신기하게도 즐거운 것이 된다.

144쪽에 소개한 나의 체중 변화표는 특별히 괴롭다는 생각 없이 즐기는 가운데 만들어진 것이다. 어떻게 해서 이런 일이 가능한지, 우선 그 메커니즘부터 설명해보겠다.

강한 의지로 하는 다이어트가 아니다

"난 의지가 약해서……."

수많은 사람들이 다이어트에 실패하는 원인을 이렇게 말하고 있다. 그러나 사실 그것은 제2장에서 이야기한 바와 같이, 뇌의 중추 부분이 '제멋대로 그렇게 작용한 것'에 지나지 않는다. 바꾸어 말하면, '의지라는 것이 우리 신체의 메커니즘에 지고 만 것'이다. 그러나 실은 그 싸움에서 이길 수 있는 방법이 있다. 잘 발달된 대뇌를 가지고 뇌의 중추 부분을 조절하는 것이다. 좀 이상하게 들릴지 모르지만, 대원칙은 아주 단순하다. '먹는 기쁨'을 능가하는 '다른 기쁨'을 뇌에다 주면 된다. '다른 기쁨'이란 바로 '체중이 줄어드는 기쁨'이다. 이것이 과연 현실적으로 가능하냐고 묻고 싶을지도 모르겠다. 그러나 그 의문을 깨끗이 씻어주는 것이 바로 '체중을 재기만 해도 되는 다이어트'다.

내가 이 방법을 고안해낸 것은 1996년 말경이다. 요코하마 시립대학 부속병원에서 고혈압이나 당뇨병 환자들에게 시행하고 있는 생활지도 요법을 조금 수정해서, 내 몸을 대상으로 그 효과를 시험해보았다. 그때 바탕이 되었던 것이 오이타 대학 의학부 제1내과에서 고안한 비만 치료법인 '그래프로 그리는 체중 일기'다. 이 방법은 체중을 매일 4회 측정해서 그래프를 그리고, 그 변화를 눈으로 보고 비교함으로써 식사량과 운동량과 체중의 관계를 직접 깨닫게(반성하게) 도와주는 것이다. 질병을 치료하는 데에 사용하는 이 방법은 효과를 널리 인정받고 있었다. 그러나 매일 4회씩 체중을 측정한다는 것도 보통 번거로운 일이 아니며, 직장에 다니는 사람은 현실적으로 거의 불가능했다. 또 질병을 치료하는 것이 목적이 아니라 단지 다이어트를 하는 것인데, 그렇게 보자면 실천 동기가 매우 약했다.

그래서 '체중을 재기만 해도 되는 다이어트'를 고안할 때 생각한 것이 있었다. 첫 번째는 간편해야 한다는 것이었다. 그리고 '반성'이 아니라 '기쁨'에 주안점을 두고자 했다. 그리하여 우선 체중을 하루에 2회 측정하도록 해서 번거로움을 줄였다. 그 결과 그래프 모양이 단순해져서, 매일의 체중 변화가 쉽게 눈에 들어왔다. 이 다이어트 방법은 우선 궤도에 오르는 것이 가장 중요한데, 이때 체중 감소를 실감할 수 있다는 점이 핵심 포인트로 작용했다.

그렇게 해서 나는 아주 쉽게 체중을 줄이는 데 성공했다. 이 방법이 과연 효과가 있는지 다시 한 번 확인하기 위해 1997년부터 2003년에 걸쳐 네 번 정도 실험을 했다. 일부러 체중을 5~7킬로그램 늘린 다음에 다시 감량하기를 반복한 것이다. 방송 일에 종사하고 있어 생활이 매우 불규칙했지만, 여러 번 되풀이해도 좌절하는 일이 없었고 전혀 괴롭지도 않았으며 순조롭게 체중을 줄여갈 수 있었다. 또 주변에도 성공한 사람이 몇 명 있었고, 이론적으로도 충분히 설명할 수 있다는 것을 알게 되었다. 그리고 마침내 '체중을 재기만 해도 되는 다이어트'를 세상에 내놓게 되었다.

처음에는 현장에서 비만 치료를 담당하고 있는 의사로부터 '2회 측정으로는 어려울 것'이라는 말을 들었다. 물론 하루에 4회 측정해야 "1회 식사로 이만큼이나 먹고 있구나" 하는 자각을 할 수 있다는 것은 분명히 올바른 방법론이다. 그러나 매일 4회씩 측정해야 한다는 규칙을 지키지 않으면 그래프 모양이 유지되지 않아, 결국 그렇게 하는 의미가 사라지게 된다. 결과적으로는 내 방식으로도 충분히 효과가 있다는 점이 인정되었고, 지금은 요코하마 시립대학 부속병원 등에서도 이 '체중을 재기만 해도 되는' 방식을 채용하고 있다. '체중을 재기만 해도 되는 다이어트'가 뛰어난 효과를 발휘하는 이유는 무엇일까? 그래프를 보면서 설명하면 쉽게 이해할 수 있을 것이다.

뇌를 움직이는 원동력은 '기쁨'

'체중을 재기만 해도 되는 다이어트'의 가장 큰 핵심은, 자신의 노력과 실패가 바로 눈에 보이는 시각 정보로 뇌에 들어온다는 것이다. 구체적인 방법은, 아침식사 전 체중과 저녁식사 후의 체중을 그래프에 기입하는 것뿐이다. 그런데 이 들쭉날쭉한 톱니 모양을 가만히 바라보노라면 '체중을 빼고 싶다는 욕구'가 끓어오른다. 그리하여 이윽고 '줄어드는 것이 즐거워지게' 된다. 이때 그 즐거움을 위한 '작은 노력'이 연달아 계

〈그림 5-1〉 '체중을 재기만 하는 다이어트'의 기입 사례

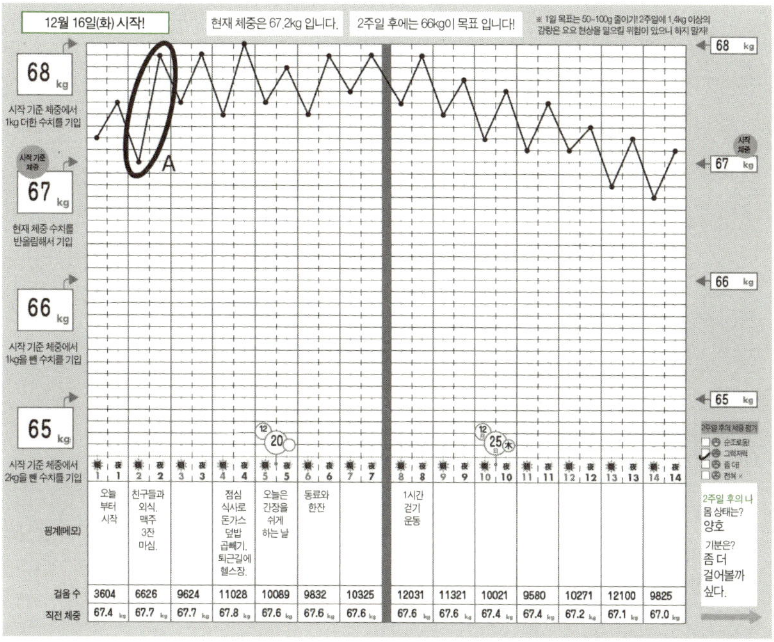

속되는 것, 바로 이것이 이 다이어트법의 전모다.

아침에 일어나 화장실에 다녀온 후(배뇨와 배변을 마친 후) 식사를 하기 전의 상태가 몸이 가장 비어 있고 하루 중 체중이 가장 가벼울 때다. 이때 측정한 것을 자신의 기본 체중으로 삼는다. 반대로 하루 중 체중이 가장 무거울 때는 하루 세 번 식사를 마친 저녁식사 후다. 이 두 시점의 체중을 매일 측정해서 그래프로 연결해보자.

〈그림 5-1〉의 A부분과 그다음 날 수치를 비교해주기 바란다. 아침에서 저녁으로 가면서 급경사를 이루고 있는 다음 날은 아침의 기본 체중

이 늘어나 있다. 그리고 그날은 아침에서 저녁으로 이어지는 경사가 완만한데, 그다음 날 아침 체중을 보니 과연 수치가 내려와 있다. 사실은 이것이 전부다. 처음부터 체중을 빼겠다고 마음먹지 않아도 전혀 상관이 없다. '먹으면 체중이 늘어난다는 당연한 사실'을 눈으로 확인하는 것이 핵심이다.

그런데 단지 이것으로 정말 '먹는 기쁨'을 누릴 수 있을까?

솔직히 달콤한 음식, 기름기 많은 고소한 음식의 유혹은 떨치기가 어렵다. 왜냐하면 그런 것을 먹을 때, 마약과도 같이 강력한 쾌감을 일으키는 뇌 내 쾌감물질인 베타엔도르핀이 분비되기 때문이다. 즉 뇌가 이런 쾌감물질을 원하기 때문에 달콤한 것, 기름진 음식을 원하게 된다는 말이다. 그런 욕구를 억누르는 것이 힘들고 고달픈 건 당연한 이치다. 따라서 그것을 무작정 억누를 것이 아니라 다른 것을 통해 분비되도록 '바꿔치기'를 하자는 것이다. 베타엔도르핀은 국물의 담백한 맛을 느낄 때도 분비되고, 연애 감정 등을 느낄 때도 분비된다.

그러니까 '기쁨의 감정' 자체가 핵심인 것이다.

처음부터 체중이 쑥쑥 줄어드는 일은 없다. 그래도 계속하다 보면 깨닫게 되는 사실이 있다. 지금처럼 계속 먹으면 절대 체중이 줄지 않는다는 것이다. 그리고 먹는 양을 줄이면 다음 날 아침에 얼마나 체중이 줄어 있는지를 확인하고 싶어진다. 그리하여 다음 날 "우와, 진짜 빠졌어!" 하는 기쁨을 느끼게 되는 것이다. 이 쾌감이 그렇게 강렬한 것은 아니지만 뭐라고 딱 꼬집어 말할 수 없는 기분 좋은 느낌을 준다.

이런 일이 몇 차례 되풀이되다 보면, 우리의 대뇌 안에서는 차츰 이런 현상이 일어난다. '달콤한 음식이나 기름진 음식을 먹을 때의 쾌감'과 '우하향하는 그래프를 볼 때의 쾌감'을 천칭에 올려놓는 것이다. "지금 이걸 먹으면 내일 아침에 후회스러운 결과를 보게 되겠지? 그럼 그만둘까?" 다시 말해, 쾌감물질을 얻을 수 있는 행위를 '음식을 먹는 것'에서 '우하향 그래프를 보는 것'으로 자연스럽게 바꿔치기할 수 있게 된다. 앞에서 "뇌의 성질을 거꾸로 이용한다"고 했던 것은 바로 이런 의미다.

그러나 우리의 뇌는 아주 영리하기 때문에 꼭 먹고 싶은 것이 있으면 그냥 '안 먹는다'는 무식한 선택을 하지 않아도 되는 방법을 찾아낸다. "야아, 맛있겠다. 오오, 진짜 맛있어. 우와, 진짜 끝내준다. ……아, 여기까지! 그래야 내일 아침에 기분이 좋을 거야!" 또는 "요거랑 요거를 포기하면 이걸 다 먹어도 괜찮을 거야!" 하면서 먹어도 되는 양을 계산하게 된다.

그러므로 먹으면 안 되는 것은 전혀 없다. 매일 그래프를 들여다보고 있노라면 자연히 그런 비결이 생겨서 '억압에 따른 불만' 자체가 사라진다.

어떻게 보면 더 맛있는 것을 먹을 수 있게 되는 다이어트법이라고도 할 수 있다. 사실 '별 볼일 없는 음식'으로 배를 가득 채운다는 것은 좀 바보 같은 짓이 아닌가 싶다. 아무거나 잔뜩 먹고 나면, 다음 날 아침에 불어난 몸을 보고 한숨만 나올 뿐이다. 어차피 조금밖에 못 먹는다면 좋은 걸 먹고, 그래서 "야아, 또 줄었네!" 하는 기쁨을 느끼고 싶은 것이 당연하다.

더 나아가 괴로움 대신에 더 큰 즐거움을 느낄 수 있도록 해주는 중요한 장치가 하나 있다. 그래프의 눈금 폭을 크게 하는 것이다. 그렇게 하면 어제 아침에 비해 겨우 50그램 줄었다고 하더라도, 오른쪽으로 폭 꺾여 내려온 것처럼 보인다.

이 다이어트의 목표는 매일매일 '어제보다 50~100그램 가벼워지는 것'이다. 즉 달걀 1개나 2개에 해당하는 정도만 줄이는 것이다. 겨우 그 정도냐고 할지 모르겠다. 그러나 하루에 50그램은 한 달이면 1.5킬로그램이고, 100그램은 3킬로그램이다. 그래프를 계속해서 그려나가지 않고서는 결코 느낄 수 없는 작은 기쁨에는 이렇듯 큰 의미가 들어 있다.

이것이 체중을
재기만 해도 되는 다이어트!

매일 2회씩 체중을 재는 '체중을 재기만 해도 되는 다이어트'의 가장 큰 핵심은 체중이 조금만 줄어도 그래프의 선이 크게 우하향으로 꺾인다는 것이다. 살이 빠졌다는 느낌이 크게 다가오기 때문에 다이어트를 즐겁게 계속할 수 있다. 그래프가 자연스럽게 우하향하게 되면 성공! 이 그래프 사용법은 243쪽에서 소개할 것이다.

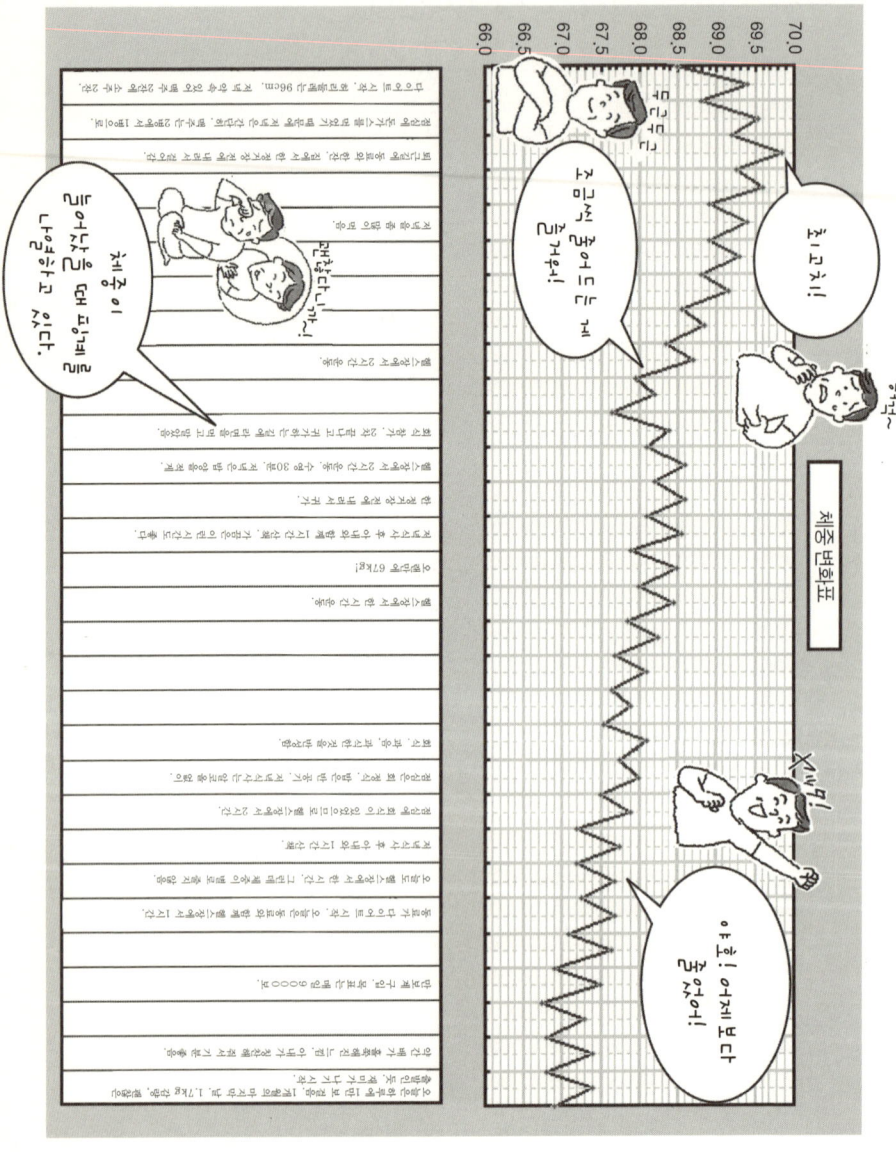

> 누구나 성공할 수 있다!

'체중을 재기만 해도 되는 다이어트' 의 다섯 가지 기본 규칙

지금까지 설명해온 내용과 일부 중복되는 부분이 있으나,
'체중을 재기만 해도 되는 다이어트' 를
즐겁게 지속하는 데 필요한 기본 규칙을 간단히 소개하고자 한다.

기본 규칙 1 체중을 어떻게 재나?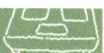

체중은 아침과 저녁, 매일 2회씩 측정한다. 아침에는 일어나서 화장실을 다녀온 후(배변과 배뇨 후)가 좋다. 아침에 배변하는 습관이 없어도 상관없으며, 다만 하루 중 가장 몸이 가벼울 때 잰다고 생각하면 된다.

저녁에는 하루 중 가장 몸이 무거울 때인 저녁식사 후에 측정한다. 직장 일로 저녁식사 후에 재기 어렵다면, 취침 전에 측정해도 좋다.

체중을 측정할 때는 매일 같은 시각에, 그리고 가능하면 같은 복장을 하고 재야 한다. 측정할 때의 조건이 같아야 체중 변화 추이를 정확히 알 수 있고, 그날그날의 식사량과 운동량을 점검할 수 있기 때문이다.

기본 규칙 2 체중을 측정하는 것을 잊어버렸을 때는 어떻게?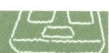

체중을 측정하는 것을 깜빡 잊었을 때는 생각나자마자 바로 잰다. 그러나 다음 번 측정이 가까운 시점이라면 포기하고 빈칸으로 남겨둔다. 평소와 다른 시각에 측정했다면 그 시각을 적어둔다. 체중 재는 것을 깜빡 잊어서 그래프에 빈칸이 생긴 것을 보고 안타깝다는 생각이 들기 시작했다면, 이제 성공 단계에 이르렀다는 증거다.

| 기본 규칙 3 | **체중 감량의 하루 기준치는?** | 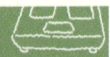 |

하루 감량 목표는 50~100그램이다. 이런 속도면 한 달에 1.5~3킬로그램을 줄이게 되는데, 이는 가장 이상적인 수치다. 체중을 천천히 줄이면 요요 현상이 나타나거나 실패할 확률이 낮아진다. 어느 시기에 이르면 밤부터 아침까지 쭈욱 살이 빠지는, 그러니까 '잠을 자는 동안에 살이 빠지는 날'과 그렇지 않은 날이 있다는 것을 몸으로 알게 된다.

| 기본 규칙 4 | **그래프 보는 법은?** | 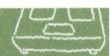 |

아침에 일어났을 때의 체중을 기본 체중으로 삼는다. 기본 체중이 어제보다 줄었다면 다이어트가 잘되고 있다는 말이다. 이 상태가 계속되면 그래프 선이 자연스럽게 완만한 곡선을 그리며 우하향하게 된다.

만약 그래프가 들쭉날쭉하면서 별로 변화가 없거나 오히려 우상향을 하고 있다면, 전날의 식사량이 지나치게 많거나 운동량이 부족하다는 뜻이다. 목표는 규칙적으로 우하향하는 그래프다.

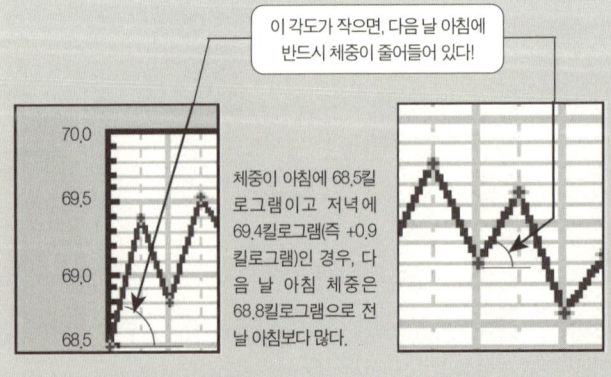

※ 그래프의 한 칸의 단위는 100그램이다. 표 설정에 따라 폭이 달라진다.

기본규칙 5 | 그렇다면 체중을 쑥쑥 줄일 수 있는 요령은?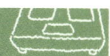

솔직히 이야기하고 싶지 않은 내용이 아주 많다. 당신의 가장 큰 즐거움을 빼앗는 셈이 될 수도 있으니 말이다. 여행을 가는데 그 여행지 정보가 안내서에 다 들어 있다면, '책에 쓰여 있는 것을 확인하는 것'이 여행 목적이 되어 재미없지 않겠는가?

'발견하는 기쁨'이야말로 이 다이어트의 가장 중요한 원동력의 하나다. 그래서 말하고 싶지 않지만, 좋은 안내서는 그 여행지에 대한 동경을 불러일으키기도 하므로 내가 발견한 비결을 모두 공개하고자 한다. '이 정도라면 나도 할 수 있겠다. 한번 해볼까?' 하는 생각이 들 수 있도록 말이다.

요요 현상이 없고
칼로리 계산이 불필요한 이유

이 다이어트가 성공할 것인가 아니면 실패할 것인가? 이것을 나누는 기준은 단 하나다. 즐겁게 할 수 있느냐 없느냐. 이 말은 일단 궤도에 오를 수 있느냐 없느냐 하는 것인데, 왜냐하면 일단 궤도에 오르면 즐겁기 때문이다. 여기에는 대체로 7~10일 정도가 걸린다. 그러니 작심삼일이 아니라 작심십일만 해주기 바란다(그동안 특별히 힘들다는 생각도 안 들 테니 그만둘 일도 없을 것이다).

실패하는 사람이 극히 적은 이유는 '요요 현상'이 거의 없고 그만큼 '좌절감'을 느낄 일도 없기 때문이다.

그러면 왜 요요 현상이 일어나기 어려운 것일까?

그것은 급격히 체중을 줄이는 것이 이 다이어트의 목적이 아니기 때문이다.

대뇌가 요요 현상을 회피한다

한 달쯤 계속했다면 한 가지 깨닫게 된 사실이 있을 것이다. "지금까지 아무 생각 없이 너무 많이 먹었다"는 것이다. 이 당연한 사실을 깨달았다면, 거의 성공한 것이나 다름없다.

여기까지 왔으면 '서서히 조금씩 줄여왔다는 자각'이 확실하게 자리를 잡은 상태일 것이다. 그렇기 때문에 갑자기 폭식을 해서 급격히 체중이 늘었다 해도 "어이쿠! 하지만 다시 조금씩 줄이면 되니까 괜찮아" 하고 받아들일 수 있다. 그런데 문제는 그다음 날도 체중이 증가하고 또 그다음 날도 증가하는 경우다.

그러나 실은 그것도 문제가 없다. 한 달 전의 자기 모습과 비교할 수 있기 때문이다. "그래도 지난달보다는 체중이 적게 나가네? 하지만 이대로 가면 요요다. 이쯤에서 돌아가자" 하고 냉정하게 판단할 수 있다. 폭식을 하면서 되살아난 식욕도 힘들게 억누를 필요가 없다.

예를 들어 하루 100그램씩 줄이기 시작해 3주에 걸쳐 2킬로그램을 줄였는데, 어쩌다 보니 그만 과식을 해서 하룻밤 사이에 1킬로그램이 늘어났다고 해보자. 그래도 괜찮다. 처음 시작할 때로 되돌아간 것이 아니므로 요요도 아니다. 매일 그래프를 들여다본 사람이라면, 자연스럽게 '아직 충분히 돌이킬 수 있다'고 생각할 것이다.

요컨대, 요요 현상이 나타나기 직전에 그것을 막는 행동을 할 수 있게 된다. 쉽게 그런 행동을 할 수 있는 이유는 과학적으로도 설명할 수 있다. '체내에서 생산되는 살 빠지는 약'인 렙틴 이야기를 기억하는가? '비만'은 그 렙틴이란 호르몬이 과잉 분비되어, 뇌가 그것을 수용하기를 거부함으로써 효력을 상실한 상태였다.

이때 무리한 다이어트로 급격히 체중을 줄여버리면 렙틴의 양도 급격히 감소한다. 그러면 "지방이 쌓여 있으니 줄여달라"는 명령이 뇌에 도달하지 못하게 되고, 그리하여 "자, 그러면 먹어도 된다는 말이지?" 하고 식욕이 발동하게 된다. 이것이 요요 현상이 일어나는 메커니즘이다.

그러나 체중을 서서히 줄여가는 '재기만 하는 다이어트'를 하면, 지방 세포의 상태가 개선되어 뇌가 렙틴의 정보를 제대로 받아들이게 된다. 그리하여 다시 "지방을 줄이라"는 명령을 내리게 된다. 이는 풍부한 양의 렙틴이 분비되어 확실하게 제 기능을 다하는 이상적인 상황이다. 뇌 자체가 체중을 줄이려는 당신의 노력을 거들어주고 있는 셈이다.

조금씩 체중을 줄임으로써 좌절을 피할 수 있는 이유는 또 있다.

그것은 '처음부터 감량 목표가 하루에 50그램 또는 100그램 정도로 소박하기 때문'이라는 것이다. 어쩌다가 체중이 약간 늘었더라도 "에구, 또 많이 먹었네" 정도로 그친다. "역시 난 안 돼" 하고 자책하지 않는다. 다음 날 또 많이 먹었다 해도 "에잇, 내일은 기필코⋯⋯" 가 된다. 그다음 날에는 "봐, 봐. 성공했지"로 이어진다.

작은 체중 변화를 무시한 예전의 다이어트 방식은, 예를 들면 '다음 주까지 2킬로그램 감량' 같은 커다란 목표를 앞세우는 경향이 있다. 그런 경우에는 설사 최종적으로 1킬로그램을 줄였다 하더라도 별로 기쁨을 맛보지 못한다. 오히려 "역시 난 안 되나 봐" 하고 실망하기 십상이다. 다이어트가 잘 안 될 때 '좌절감'을 느낄 것인가, 아니면 "에잇, 내일은 기필코⋯⋯" 하는 다짐을 할 것인가? 이 차이는 실로 엄청난 것이다.

그래프가 부드러운 곡선을 그릴 때 체중은 서서히 줄어든다. 이 사실을 잘 이해하고 있다면, 무리해서 급격히 살을 뺀다는 것이 얼마나 부자연스러운 일인지 알 것이다. 따라서 조금 후퇴를 했더라도 "음, 역시나!" 하고 가볍게 넘기면 된다. 그러고는 "좋아. 내일부터는 제대로 해보자" 하고 새로운 기분으로 도전하는 것이다.

먹어도 되는 것과 안 되는 것은?

다이어트에 뒤따라다니는 칼로리 계산을 할 필요가 없다는 것도 '체중을 재기만 해도 되는 다이어트'의 장점이다. 왜 그게 필요 없는가? 귀찮기 때문이다.

귀찮음은 포기로 이어진다. 그러나 그래프를 그려야 하는 귀찮음은 곧 즐거움을 위한 것이므로 문제가 없다. 반면 칼로리 계산의 귀찮음은 소위 코스트 퍼포먼스, 즉 비용 대비 효과가 낮다. 귀찮음에 비해서 얻는 것이 별로 없다는 말이다. 사실 계산 같은 것을 안 해도 전체 식사량을 줄이면 칼로리도 자동적으로 줄어드는 것이 아닌가? 식사량을 줄일 때, 칼로리 높고 기름진 음식은 꼭 먹어야겠다고 부득부득 고집하는 경우는 없지 않은가? 사람들은 기름진 음식이나 달콤한 음식에 신경을 쓴다. 실은 칼로리를 하나하나 따지든 안 따지든 별 상관이 없다. 무엇보다도 다음 날 아침의 체중이 그 결과를 알려줄 테니 말이다.

다이어트 성공의 기본 조건은 '몸이 편하고 마음이 편해야' 한다는 것이다. 그게 최고다.

물론 칼로리 기준이 있으면 더 좋겠다고 생각하는 사람은 사용하기 바란다. 자신에게 쉬운 방식이 가장 좋은 법이니 말이다. 다만 이때 간과하기 쉬운 것이 있으니, 바로 음료의 칼로리다. 별로 많이 먹지 않는데도 체중이 줄지 않는 사람은 청량음료나 달콤한 커피를 많이 마시고 있을 가능성이 높다. 물론 그런 것도 머지않아 알아차리게 되겠지만 말이다(어떤 기준이 필요한 사람에게 도움이 될 만한 내용은 254쪽에 준비되어 있다).

다이어트를 할 때 신경 써야 하는 것이 영양의 균형이다. 식사량을 줄이면, '먹는 양이 적으니까 영양 섭취는 제대로 해야겠다' 는 생각이 꽤 강하게 든다. 자연히 식생활을 개선하는 쪽으로 방향을 돌리게 되는데, 이때 편식 경향이 있는 사람은 특히 주의해야 한다. 요즘은 인터넷에서 쉽게 정보를 구할 수 있는 시대이니만큼 저칼로리 영양식이나 메뉴 등에 대한 정보를 참고하면 좋을 것이다.

또 이 책에는 여러분이 조금이라도 쉽게 다이어트에 성공할 수 있도록 준비한 프로그램이 있다. 체중을 기록하기만 하면, 월별로 수치가 겹쳐져서 서로 비교할 수 있는 그래프가 자동으로 그려지는 프로그램이다. 말이 나온 김에, 나의 2006년도 체중 연간 그래프를 소개할까 한다(그림 5-2).

2월에 다이어트를 시작했고, 군데군데 요요 현상처럼 급상승한 부분이 있으나 2~3일 만에 진정되고 있다. 5월에도 그런 곳이 있는데, 이따금씩 전달의 같은 날보다 체중이 더 나가는 경우가 있다. 그러나 그럴 때 일수록 더 노력한 흔적이 보이지 않는가? 정말이지 이 표가 얼마나 도움

〈그림 5-2〉 나의 2006년 연간 그래프(월별)

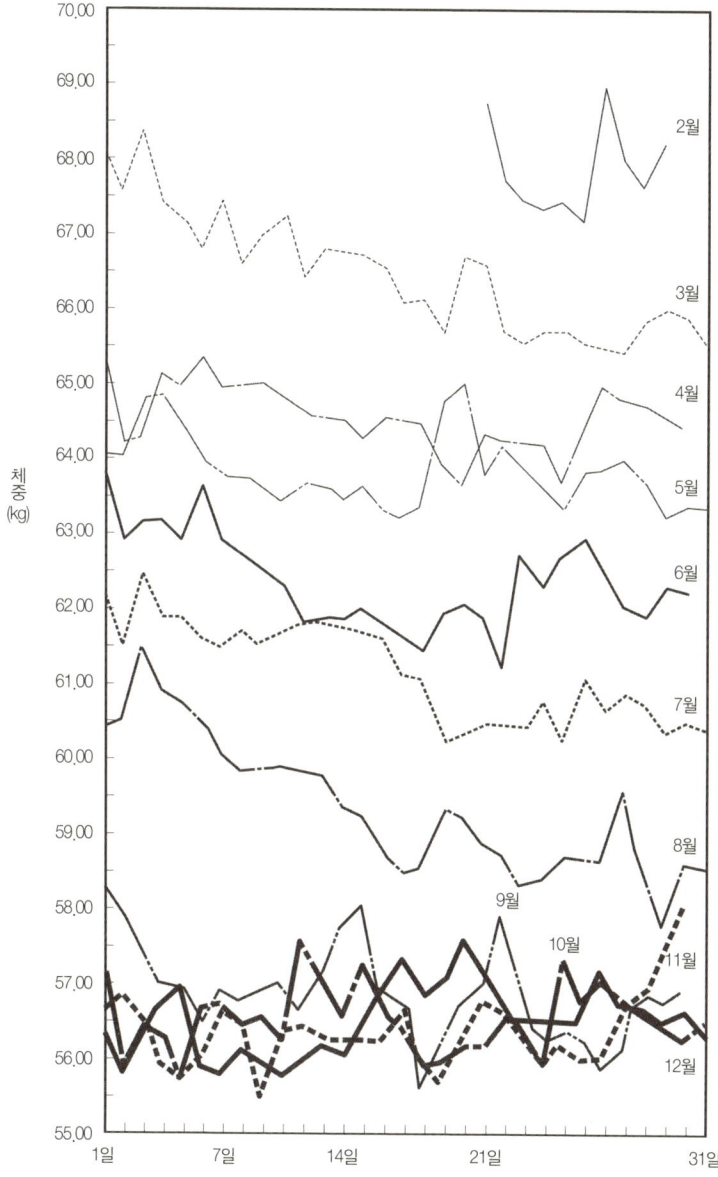

'뇌'로 살을 뺀다! '체중을 재기만 하는' 단순명쾌한 메커니즘 153

이 되었는지 모른다. 수없이 표를 들여다보고 또 들여다보곤 했다. '여기까지 오는 데 3개월이나 걸렸는데, 여기서 포기하면 너무 아깝다'는 생각이 들어 더욱 분발할 수 있었다.

핑계를 쓰는 난은
성공률을 높이는 일등공신

'체중을 재기만 해도 되는 다이어트'라는 간편한 방법을 궁리할 때 생각해낸 것 중에 내가 봐도 정말 잘했다 싶을 정도로 획기적인 아이디어가 있었다. 이 다이어트법의 성공률을 높이는 일등공신이나 다름없다.

그것은 바로 핑계를 써넣는 난을 마련해놓았다는 것이다.

사실 그렇지 않은가? 진짜로 끝내주게 맛있는 음식이 있으면, 그걸 다 먹고 싶은 마음이 굴뚝같다. 나는 그런 즐거움마저 포기해야 하는 다이어트는 목적 자체가 틀렸다고 생각한다. 왜냐하면 다이어트야말로 행복한 인생을 만들려는 것이기 때문이다. 진짜로 맛있는 것은 먹어야 하는 법이다! 그럭저럭 맛있는 정도라면 먹다가 숟가락을 놓으면 되고, 별로 맛이 없는 음식은 그냥 참으면 된다.

그러다가 너무 먹어서 체중이 불었으면 확실하게 그 핑계를 써넣으면 된다. 일종의 좌절 방지 대책인 셈이다. '굳은 결심'으로 자기 자신을 너

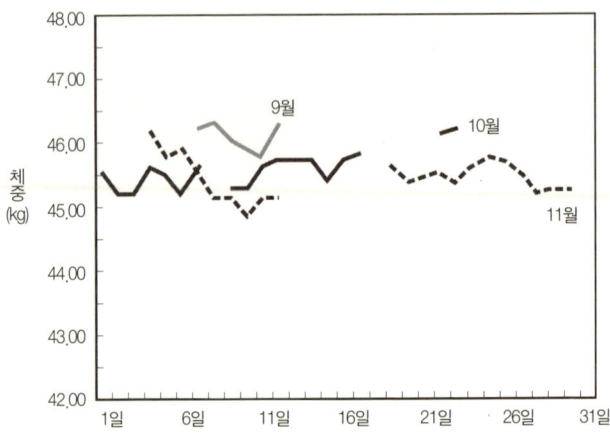

〈그림 5-3〉 실패한 사례의 체중 그래프

무 꽁꽁 묶어놓으면, 잘 안 풀릴 때마다 "역시 난 안 되나 봐" 하는 자책에 빠지기 쉽다. 가장 피해야 하는 것은 '체중을 재지 않기로 선택' 하는 것이다. 그러니까 꼭 재고 나서 그 대신에 핑계를 대자.

가장 중요한 것은 본격적인 궤도에 올라가야 한다는 것이다. 여기서 실패한 사례를 보는 것도 좋은 공부가 될 것 같아 한 가지 소개한다. 〈그림 5-3〉은 가끔씩 체중 재는 것을 잊어버리는 바람에 의욕을 상실한 예다. 2006년 9월부터 11월까지 3회 도전했는데, 처음에만 열심히 했고, 이후에는 전부 실패로 끝났다. 사실 이것은 내 아내의 그래프인데(무단 게재를 용서해주길 바란다), 가장 위험한 시기는 바로 '체중이 줄어드는 기쁨을 맛보기 전' 이라는 것을 알 수 있다.

실패하는 또 다른 이유는 아이다. 아이가 남긴 음식을 버리기가 아까워 먹는다거나, 간식을 주다가 자기가 더 많이 먹는 사태가 발생하는 것이다. 결국 체중이 줄었을 리 없으니 재고 싶은 마음도 없어지고, 핑계란도 활용하지 않았기 때문에 그래프가 띄엄띄엄 끊어지게 된 것 같다.

정체기 자체가 성공의 전주곡

본격 궤도에 오르기까지 어떻게 생활하면 좋은지는 각자 다를 것이다. 그러나 일단 한번 실패해보는 쪽을 권하고 싶다. 참고가 될 만한 전형적인 사례를 두 가지 소개할까 한다.

〈그림 5-4〉는 방송 프로그램 제작에 참여해준 A씨의 그래프다. 처음 시작할 때부터 심하게 오르락내리락하는 모습이다(①, ②). 그리고 매일 측정하고 있는데도 3주 동안이나 체중이 감소하지 않았다. 핑계란을 보니, 이런저런 모임이나 행사가 있어서 평소와 다르게 먹고 마시는 일이 많았다고 쓰여 있다. 그런데 A씨는 체중이 급격히 오르락내리락하는 동안에 '저녁을 빨리 먹으면 그다음 날 아침 체중이 줄어든다는 사실'을 알아차렸다. 그 뒤로 체중이 줄어드는 것이 즐거워서 저녁마다 마시던 캔맥주 2개를 1개로 줄이고 기름기 많은 음식을 멀리했으며 걷기 운동을 시작했다고 한다. 그랬더니 3주째부터 체중이 줄어들기 시작했다(③). 본인 말로는 '완전히 금주가 아닌 조금 줄인 것이 비결'이라고.

〈그림 5-5〉는 A씨의 아내인 B씨의 그래프다. B씨는 규칙적인 것을 좋아하고 꼼꼼해서 화장실을 드나들 때도 체중을 재는 등 작은 변화들을 관심있게 지켜보았다고 한다. B씨는 드디어 8일째에 요령을 터득했다(①). B씨의 그래프 특징은 ② 부분에 있다. 그렇다. 바로 정체기다. 정체

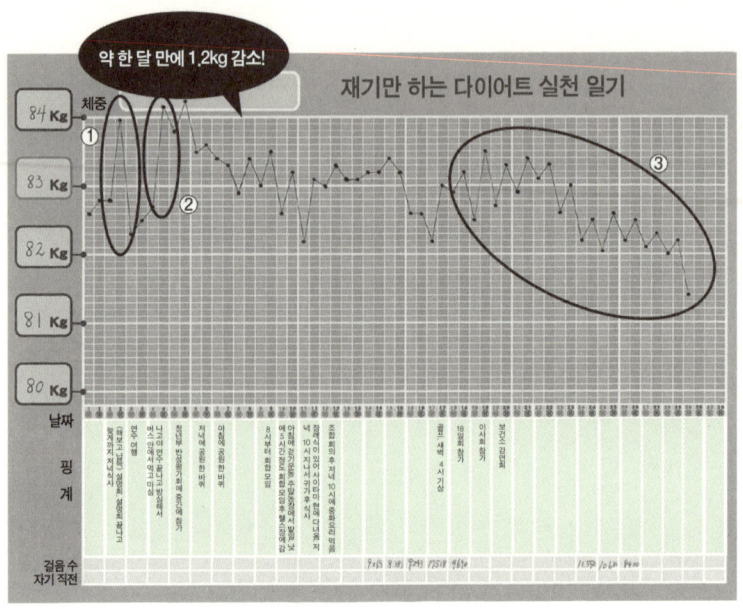
〈그림 5-4〉 A씨의 체중 그래프

기는 반드시 온다. 식사량을 줄여도 이상할 정도로 체중이 줄지 않고, 견디다 못해 그만두고 싶은 때가 이 시기다. 반면에 이상하다는 생각이 들어 여러 가지를 시험해보고 싶어지는 시기가 또한 정체기다. B씨의 경우에는 8일 만에 정체기를 벗어나 다시 체중이 감소하기 시작했다(③).

노력하고 있는데도 결과가 안 나타나면 신이 나지 않지만, 정체기는 '지금 잘되어가고 있다는 것을 보여주는 증거'다. 말하자면, 몸이 '식사량이 줄어든 것에 익숙해지려고 하는 시기'인 셈이다. 그런 생각을 하면 언젠가 다시 줄어들기 시작할 날을 즐거운 마음으로 기다릴 수가 있다. 게다가 대개는 1주일 안팎으로 끝난다. 두세 번 경험하다 보면 오히려

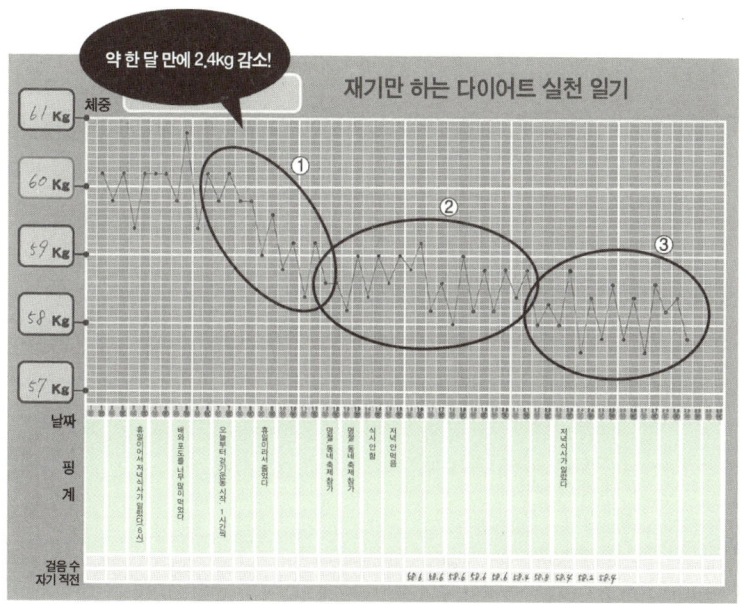

〈그림 5-5〉 B씨의 체중 그래프

그 묘미를 즐기는 경지에 이를 수 있다.

아무튼 우하향하는 그래프는 언제 보아도, 몇 번을 보아도 흐뭇하다. 그 흐뭇함 때문에 더욱 노력하게 된다. 해보면 그게 어떤 기분인지 알 것이다. 아니, 안 하면 모를 것이다. 다음 날 아침 체중이 줄어들어 있기를 바라면서 이것저것 해보는 모든 것이 즐겁고, 그것이 너무나 즐거워서 '일단 먹는 것'으로만 뇌를 만족시켰던 지난날이 후회스러울 지경이다. 이런 식으로 뇌 내 쾌감물질인 베타엔도르핀이 분비되는 시스템을 바꾸어가는 것, 즉 베타엔도르핀이 나오게 하는 자극 요인을 '먹는 것'에서 '그래프를 보는 것'으로 바꿔치기해가는 것이 이 다이어트법의 기본 메커니즘이다.

중장년층이 '체중을 재기만 해도 되는 다이어트' 에 성공하기 쉬운 일곱 가지 이유

'체중을 재기만 해도 되는 다이어트' 는 특히 중장년층에게 압도적으로 유리한 점이 많다. 가장 큰 이유는 한마디로 이들이 '인생을 오래 살아왔기 때문' 이다. 그 이유들을 구체적으로 소개하면 다음과 같다.

① '3개월은 눈 깜짝할 사이' 라는 사실을 잘 알고 있다

목표에 도달하기까지 3개월이나 걸린다고 하면, 거의 내년이나 내후년쯤 되는 이야기로 생각할지 모르겠다. 하지만 이 다이어트 방법은 "성공! 어제보다 100그램이나 줄었어!" 또는 "어이쿠, 50그램 늘었네!" 하면서, 매일매일 즐기는 가운데 날이 가고 달이 간다는 게 핵심이다. 눈 깜짝할 사이에 한 달이 갔네, 또 두 달이 갔네 하는 사람들에게 절대적으로 유리한 다이어트인 것이다. 이 글을 쓰고 있는 나도 14킬로그램을 7개월에 걸쳐 감량했다. 마흔 살이 넘는 것, 진짜 눈 깜짝할 사이다.

② 젊은 혈기의 끝이 어떤 것인지 잘 안다

중장년층, 즉 어른이란 자기 자신을 잘 다스리는 훈련을 해온 사람들이다. 그러므로 급격한 다이어트로 요요 현상을 불러오는 상황은 미리 알아서 피할 줄 안다.

③ 작은 기쁨이 쌓여가는 것을 진정으로 즐길 줄 안다

살아오면서 수많은 경험을 해왔을 테니 웬만해서는 감동하지 않을 거라고 생각할지도 모르겠다. 그러나 사실은 정반대다. 그들은 길가에 핀 풀꽃을 보면서도 계절이 바뀌는 기쁨을 발견하는 사람들이다. 아마 젊은 시절에는 그러지 않았을 것이다.

④ 늘 타인의 평가를 의식하며 살아온 세대다

이 다이어트를 하다 보면 겨우 50그램 줄었는데도 굉장한 보상을 받은 듯한 기분이 든다. 이런 기쁨은 해보면 안다.

하루하루 지내다 보면, 잘되는 일보다 잘 안 되는 일이 더 많다. 특히 남의 평가를 의식하며 살아온 직장인한테 매일 칭찬받을 일이라는 것이 뭐 있겠는가? 그렇기 때문에 더더욱 즐거울 수 있다. 노력하면 노력한 만큼 보상이 주어졌던 일이 지금까지 살아오면서 얼마나 있었던가? 어

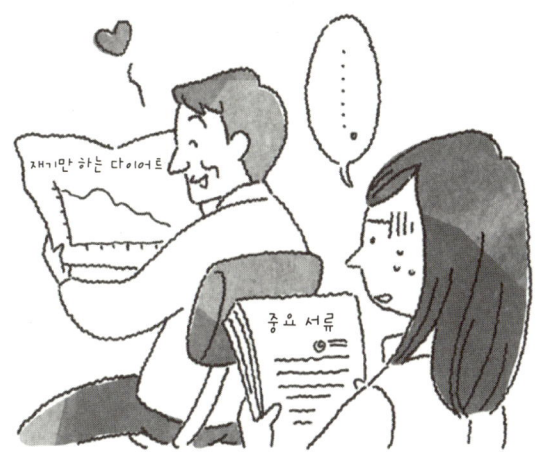

린 시절에 받아쓰기를 잘했을 때 정도가 아니었을까? 게다가 타인의 평가가 아니다. '자신의 손'으로, 그리고 '객관적'으로 자기 노력을 평가한다는 은근한 재미를 즐길 수 있다.

⑤ 자신의 분수를 알고, 좌절의 아픔을 안다

분수와 좌절의 아픔만이 아니다. 중장년이기 때문에 알고 있는 것, 중장년이기 때문에 가능한 장점은 그 밖에도 셀 수 없이 많다.

⑥ 비교적 생활 리듬이 일정하다

이 점은 체중 관리에 상당히 유리한 요소다. 물론 외식이 많은 사람이나 수시로 술자리를 갖는 사람도 있을 것이다. 그러나 불규칙하다고 해도 젊었을 때와 비교해보면 꽤 안정적일 것이다. 비록 저녁식사 시간이 일정하지 않고 야식 등을 한다고 해도 취침 시간은 비교적 일정할 것이다.

그렇다면 '체중을 재기만 해도 되는 다이어트'를 하는 데 문제가 없다. 아침과 저녁(이런 경우에는 잠자기 직전)으로 측정 시간이 일정하면 되기 때문이다. 체중에는 식사량과 식사 시간 그리고 운동량에 따른 차이가 고스란히 반영된다. 어떤 것을 어느 정도 하면 다음 날 체중이 어떻게 되는지, 그 관계를 쉽게 파악할 수 있는 것이다.

⑦ 이 나이에 새삼 엄청난 목표를 세우는 것도 좀 그렇다

이것이 중장년층에게 유리한 점이라고 말해도 될지 모르겠지만, 사실

그렇다. 커다란 목표는 젊은이들이 세우면 된다. 일단은 '몇 개월 후에 2킬로그램이나 3킬로그램 정도'와 같이 넉넉한 목표를 세우자. 만약 그것조차 어렵다 해도 괜찮다. 사실 우리의 최종 목표는 '죽지 않기 위해서'가 아닌가? 마이너스만 아니면 되는, 어떻게 보면 목표인지 아닌지도 잘 모를 정도의 그런 목표면 된다. '목표를 향해서'가 아니라 그날그날의 작은 기쁨에 의지하며 나아가면 된다.

'죽지 않기 위한' 목표를 향해 '좌절하지 않고' 나아간다는 것, 이것이야말로 가장 중요한 일이 아닌가 싶다.

마지막으로 중장년층에게 나이가 불리하게 작용하는 경우가 딱 하나 있다. 아무래도 많은 일을 겪은 탓에 자기도 모르게 "어차피 안 될걸 뭐" 하는 말이 입에 붙어버린 사람도 있기 때문이다. 물론 여기까지 읽은 사람이라면 더 문제 될 것이 없으리라 생각한다. 그러나 혹시라도 "난 의지가 박약해서 말이야" 하는 사람이 있다면, 다시 한 번 26~32쪽을 읽어보길 바란다.

'안 죽는 다이어트'를 마치는 날

자, 그러면 마음의 준비가 되었는가?

다시 한 번 말하지만, 요요 현상은 반드시 일어난다. 사실 1996년부터 여러 차례 다이어트에 성공해온 나도 2006년 2월에는 좀 뒤룩뒤룩한 꼴 보였다. 그러면 어떨 때 요요 현상이 나타나는 것일까? 바로 '체중 재는 것'을 그만두었을 때다. 내 경우에는 일부러 다시 살을 찌워야 하는 사정이 있었지만, 보통의 경우라면 아주 서서히 몸에서 빠져나간 지방이 되돌아온다. 3개월에 걸쳐 뺀 살이 원상 복구되는 데 1년 정도 걸리는 것 같다.

물론 그 지방이 안 돌아오게 하는 방법이 있다. 꾸준히 체중을 재기만 하면 된다. 이번에 나는 2006년 9월 말쯤에 다이어트를 마치고, 이후 2년 동안 그 상태를 즐겁게 유지해오고 있다. 아니, 최근에는 그런 생각조차 잊고 지낼 정도다.

유지하고 있다는 말은 했지만, 한창 감량할 때처럼 철저하게 행할 필요는 없는 상태다. 그저 가끔 체중을 재보고, 필요하면 "음, 슬슬 다시 해볼까?" 하는 정도로 충분하다. 왜냐하면 일단 이 다이어트에 성공한 사람은 이미 머리와 몸에 그 방법이 확실하게 입력되어 있어, 언제든지 다시 감량을 할 수 있기 때문이다.

그러면 이 다이어트를 끝내는 시점(그만두는 때)은 언제일까? 기본적으로는 각자 하기 나름이지만, 대강의 기준을 살펴보자면 다음과 같다.

만약 당신이 대사증후군에 해당한다면, '일단 현재 체중의 5퍼센트 감량'을 목표로 하기 바란다. 70킬로그램이라면 3.5킬로그램, 80킬로그램이라면 4킬로그램이 될 것이다. 이 정도만 줄여도 혈당치나 혈압, 중성지방 수치가 개선된다는 연구 결과가 나와 있다. 꼭 표준 체중을 목표로 하지 않더라도, 또 허리둘레가 꼭 85센티미터(남성) 이하가 아니더라도 대사증후군에서 벗어날 수는 있다. 이 점을 확인할 수 있도록 혈액 검사는 꼭 받아보도록 하자.

나는 다행히도 혈액 검사에서 큰 문제가 없었다(아슬아슬하게 경계선에

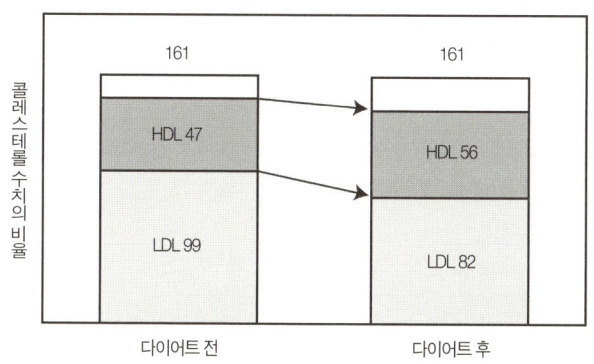

〈그림 5-6〉 필자의 콜레스테롤 수치 변화(1996년)

2개월 사이에 6킬로그램 감량으로 나쁜 콜레스테롤이 감소했고 좋은 콜레스테롤이 증가했다.

가까워서 재검사를 받은 적은 몇 번 있었다). 그런데 다이어트 전후로 콜레스테롤 수치를 비교해보니, LDL(나쁜 콜레스테롤)이 감소하고 HDL(좋은 콜레스테롤)이 늘어나 있었다(그림 5-6). 사실을 고백하자면, 나는 방송 프로그램을 만들면서 내 몸으로 혈액 검사 비교 실험을 하고 싶었다. 그래서 일부러 살을 찌웠다가 빼기를 반복하다가 이 다이어트법을 찾아낸 것이다.

실제로 이 다이어트를 마치는 시점을 이야기하자면, 어느 정도 만족스러운 결과가 나왔을 때 자연스럽게 그만두게 되는 경우가 많은 것 같다. 즉 여러 차례 정체기를 맞다가 더 이상 체중이 줄지 않는 시기가 오는데, 이때 '이 정도면 됐어' 하는 생각이 자연스레 들면서 그만두게 된다. 사실은 이것도 뇌의 작용이다. '적정 체중'을 유지하려는 뇌의 중추 기능이 작동하는 것이다. 젊은 사람들이 무리한 다이어트를 하다가 폭식 또는 거식증을 일으키는 경우도 적지 않은데, 뇌의 이런 기능이 그런 문제를 억제하는 시스템으로도 작동하리라고 생각된다. 목표를 여유 있게 설정하는 것은 이런 의미에서도 중요하다고 할 수 있겠다.

그러니까 슬슬 이 다이어트를 마칠 때라는 것은 충분히 좋은 결과가 나온 다음일 것이다. 그리고 그만두기 전에 이미 몸이 가벼워지면서 컨디션이 좋아지고 있다는 것을 실감하게 될 것이다.

앞으로는 작은 오르내림에 신경 쓰지 않고 그 수준을 유지하면 된다. 이로써 당신이 이 책을 집어들었을 때 갖게 된 목표(안 죽는다는!)를 달성한 것이다.

제6장

'체중을 재기만 해도 되는 다이어트'
입문편

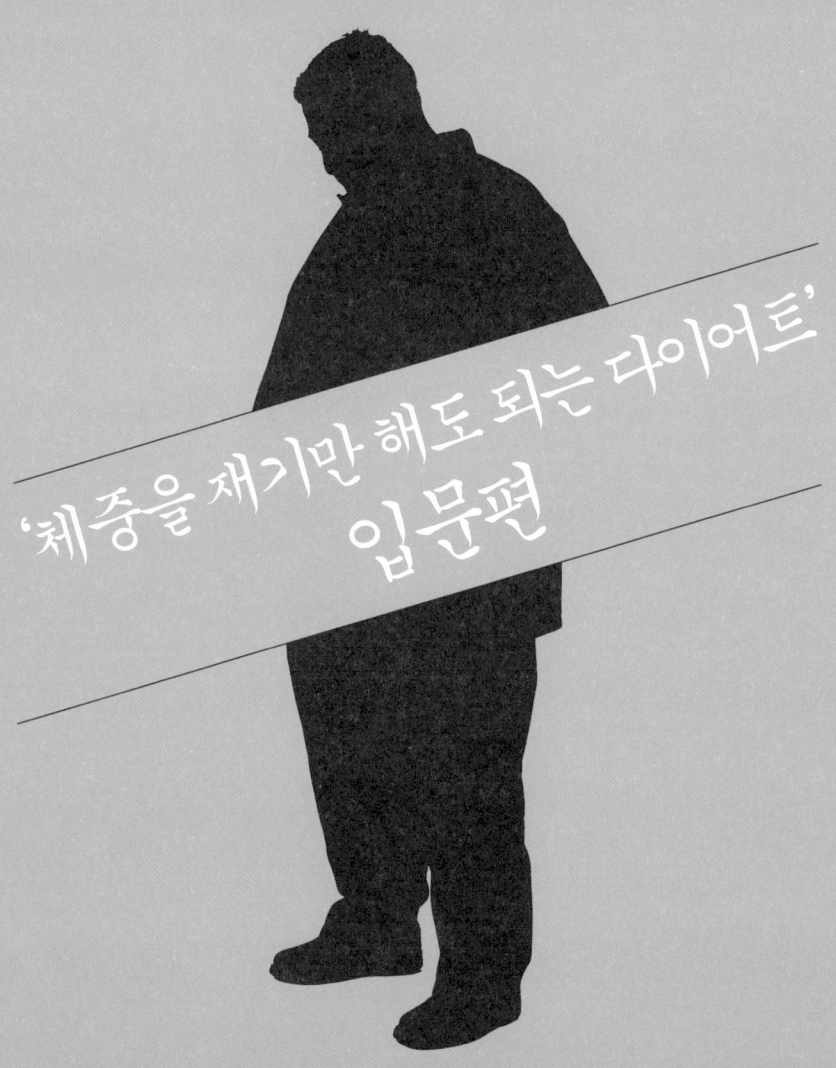

내가 살을 뺀 비결 중의 비결,
기본 테크닉 열다섯 가지

〈기본 테크닉 1〉 체중계는 어디에 놓아야 하는가?

 '체중을 재기만 해도 되는 다이어트'에 실패했다면, 가장 큰 이유는 체중 재는 것을 잊어버렸기 때문일 것이다. 그래프가 끊어지고, 그걸 보고 있자니 기분이 좋지 않아 그만두는 것이다.

 초기 단계에서 원동력이 되는 것은 '재미'다. "하루 동안의 체중 변동이 이렇게나 심하다니!" 또는 "화장실을 가기 전과 후가 이렇게 차이가 나다니!" 하면서 하루에도 몇 번씩 체중계를 오르내리며 새로운 발견을 하는 재미 말이다. 그런 다음에 본격 궤도에 오르게 되면, 그 원동력이 '체중이 줄어드는 기쁨'으로 바뀐다. 그런데 곧 그런 '기쁨'을 누릴 수 있을 것 같은 순간에 그것을 맛보는 데 실패해버리면 허탈하기 짝이 없다. 그래서 아침이든 저녁이든 한번 잊어버리면 아주 기분이 나쁜 것이다(특히 아침에 잊어버리면 기분이 몹시 안 좋다).

그러면 어떻게 해야 체중 재는 것을 잊어버리지 않게 될까?

가장 중요한 것은 체중계를 두는 장소다. 좀 보기 싫더라도 눈에 잘 띄는 곳에 두는 것이 철칙이다. 예를 들어 아침식사를 준비하는 사람이라면 부엌이 좋고, 아침에 일어나서 바로 화장실에 가는 사람이라면 화장실 앞이 좋다. 즉 자신의 생활 동선을 고려해 아침에 반드시 지나가는 자리에 놓는 것이다.

나는 체중계를 부엌과 화장실 사이에 놓았지만, 어쩌면 옷을 갈아입는 곳에 두는 사람도 있을지 모르겠다. 그 장소가 욕실 앞이라거나 화장실과 이어져 있다면 괜찮지만, 그렇지 않다면 최악의 장소가 될 가능성이 있다. 또 저녁에만 지나가는 장소는 잊어버릴 가능성이 크다. 그리고 아침에 반드시 지나가는 자리라고 해서 침대 옆에 두는 것도 위험하다. 시야에 들어오지 않아서 그냥 지나칠 수 있기 때문이다. 거추장스럽다고 느껴질 만한 곳, 잘못하면 다니다가 발에 걸려 넘어질 것 같은 곳이 가장 좋다. 그래야 잊어버리지 않게 된다.

아무튼 체중계와 친하게 지내는 것이 가장 중요하다. 아침식사 전만 아니라 식사 후에도 달아보자. 아마도 "어라? 먹은 것도 별로 없는데 이상하네?" 할 것이다(대개 아침에는 수분을 많이 섭취하기 때문일 가능성이 높다). 또 휴일에 텔레비전 앞에서 그저 뒹굴뒹굴했을 뿐인데 점심식사 전에 달아보면 "어라? 한 것도 없는데, 왜 체중이 이렇게 줄었지?" 할 수도 있다(호흡과 피부를 통해 수분이 많이 배출되었기 때문이다. 화장실도 한 번쯤은 다녀왔으리라). 이런 것들을 두루두루 경험해보길 바란다. "어라?" 하는 순간에 이미 당신은 성공의 길에 들어섰다. 그것이 바로 자신의 몸을 제대로 들여다보기 시작한 순간이기 때문이다.

〈기본 테크닉 2〉 성공하는 체중계와 실패하는 체중계

체중계는 50그램이나 100그램 단위로 잴 수 있는 디지털 체중계를 사용한다. 그렇지 않으면 성공 근처에도 가기가 어렵다. 방송 프로그램에서 '재기만 하는 다이어트' 실험을 했을 때, 참가자 100명 가운데 실패한 사람 17명은 모두 눈금 단위가 크거나 바늘이 돌아가는 아날로그 체중계를 사용하고 있었다.

사실 아날로그 체중계를 쓰면, 체중을 재기가 쉽지 않다. 눈금과 눈금 사이의 미묘한 위치 관계를 눈으로 잘 보고 체중 변화를 읽어내야 하는데, 체중계 위에 서서 그것을 포착하기가 그리 만만하지 않은 것이다. 그렇다고 체중계 위에서 허리를 숙이면 바늘이 움직이고, 그러다 보면 슬그머니 짜증이 일어난다.

또 디지털 체중계라 하더라도 200그램이나 500그램 단위로 되어 있는 것이면, 그것도 쓰기 어렵다. 예를 들어 50그램이 줄었다 해도 200그램 단위로 표시되면 알 수 없지 않은가? 이런 경우 노력의 결과를 알 수 없으니, 즐거울 리가 없다. 당연히 좌절하게 된다.

만약 아날로그 체중계나 눈금 단위가 큰 체중계를 쓰고 있다면 이번 기회에 바꾸기 바란다. 오래지 않아 본전을 건졌다는 느낌이 들 것이다. 고가의 다이어트 식품을 사지 않아도 되고, 피트니스센터 같은 데 안 나가도 되며, 다른 데 돈 쓸 필요가 전혀 없으니까 말이다. 100그램 단위의 체중계로도 많은 사람들이 성공하고 있지만, 가능하면 50그램짜리 체중계를 추천한다. 68.25킬로그램이 68.20킬로그램만 되어도 성공한 기분을 맛볼 수 있으니, 이게 훨씬 이득인 것이다.

체지방률 측정 기능은 있어도 좋고 없어도 좋다. 체지방률에 신경 쓰는 사람이 생각보다 많은데, 체지방률 감소를 목표로 삼지 않는 것이 좋다. 실패할 가능성이 높다. 체지방률과 체중의 증감이 반드시 상관관계를 나타내는 것은 아니기 때문이다. 예를 들면 체중은 줄었어도 체지방률이 증가하는 역전 현상도 일어날 수 있는데, 이럴 때는 기뻐할 수가 없다. 체지방률은 많아야 1주일에 한 번 또는 한 달에 한 번 정도 재는 것이 적당하지 않을까 싶다. 순조롭게 체중이 줄어들고 있을 때 가끔 "지금 상황은 어떤가?" 하는 기분으로 재보자. 훨씬 더 즐거운 기분을 누릴 수 있다.

나는 아침에 체중을 재고 나면 바로 컴퓨터를 켜고 수치를 입력한다. 줄었다는 기쁨을 그래프로 확인하는 기분을 느껴보기 위해서다. 또 엑셀 체중 관리 그래프는 회사 컴퓨터에 넣고 관리할 것을 권한다. 그렇게 하다가 본격 궤도에 오른 다음에는 동료들에게 보여주고 자랑을 할 수 있다. 또 점심시간에 식사하러 나가기 전에 그래프를 보면 식사량을 조절하는 데 도움이 된다. 언제든 몇 번이든 그래프를 들여다보고 즐기는 것이 체중 재기를 잊지 않는 비결이다. 물론 업무에 방해가 될 정도가 된다면 곤란하다.

〈기본 테크닉 3〉 날짜를 정해놓고 배 사진을 찍는다

다이어트를 하겠다면 꼭 배 사진을 찍어놓고 시작하기를 추천한다. 이제 시작이란 생각이 제대로 든다. 체중을 줄인 다음에 처음 사진과 비교하면 굉장히 즐겁고 재미있다. 다른 사람한테 보여주고 자랑하고 싶을 정도다(그러면 다들 엄청나게 좋아한다). 이왕이면 웃옷을 걷어 올리고 볼품없이 배가 볼록 나와 있는 모습을 찍어두는 게, 나중에 더 크게 웃을 수 있다. 몸에 꼭 달라붙는 옷을 입는다든지, 배를 한껏 내밀고 찍어보자. 아이와 함께 찍어도 좋다. 아이가 자라나는 모습과 들어가는 배를 동시에 보여주는 것은 두 번 다시 느낄 수 없는 재미를 줄 것이다. 게다가 지금은 디지털 시대. 부끄러워하면서 현상소에 필름을 맡길 일도 없고, 컴퓨터에 넣어두고 비교해보는 것도 색다른 재미를 준다. 사진을 찍을 때는 같은 옷을 입고 같은 각도에서 찍자. 변화하는 모습을 알아보기 쉬워 좋다.

짝수 달의 1일이라든지 매달 생일과 같은 날이라든지, 편리한 날짜를 골라서 사진 찍는 날로 정하면 한결 재미있다. 결혼기념일도 좋을 것이다.

이왕이면 다양한 이벤트를 만들어 최대한 즐기면서 하자. 그 궁극의 지존은 복부 MRI 또는 CT 촬영일 것이다. 비용은 좀 들지만, 다른 데서는 절대로 찾아볼 수 없는 초절정 즐거움을 느낄 수 있다는 것을 보장한다. 진짜 액자에 넣어서 걸어놓고 싶어질 테니 말이다.

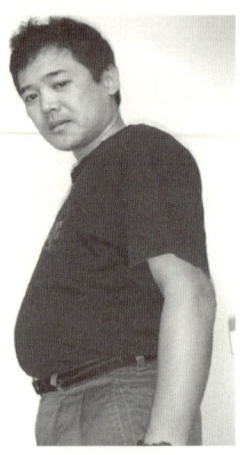

허리둘레가 가장 많이 나갔을 때로 96 센티미터다. 형제들이나 동료들과 함께 배 사진을 찍어가면서 함께 다이어트를 하는 것도 즐거움을 배가시키는 요령 중 하나다.

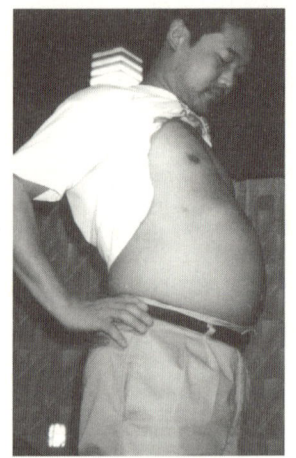

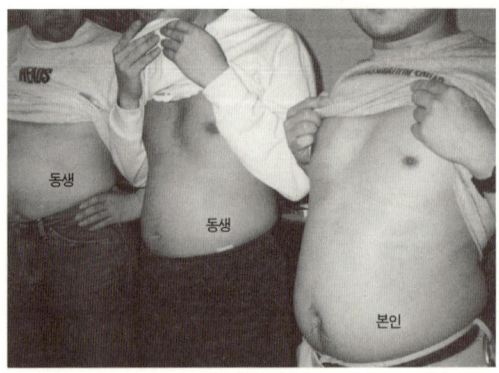

〈기본 테크닉 4〉 다른 사람을 끌어들이는 물귀신 작전

다이어트를 성공의 길로 이끌려면 물론 나 자신이 열심히 해야 한다. 그러나 나 혼자가 아니라 가족, 동료, 친구 같은 주변 사람들의 존재도 큰 힘이 되어준다. 사람은 누군가로부터 칭찬을 들을 때 더 큰 기쁨을 느끼기 때문이다.

칭찬을 받으려면 어떻게 해야 할까? 우선은 내가 다이어트를 하는 데에 상대방을 끌어들여야 한다. 끌어들인다고 해서 다이어트를 같이 해야 한다는 것은 아니다. 다른 사람들한테 다이어트를 선언하는 것이다. 선언을 하면 마음속에 꼭 해내야겠다는 의지가 생긴다. 그 의지를 이용해서 다이어트 동기를 강화하는 것이다.

원푸드 다이어트를 한다고 하면 다들 "어차피 계속하지는 못하겠지" 할 것이고, 다이어트 보조식품을 먹는다고 하면 왠지 알리는 게 꺼려진다. 하지만 '체중을 재기만 하는 다이어트'라면 가벼운 기분으로 말할 수 있다. 선언 시기로는 어느 정도 해보고 이제 될 것 같다 싶을 때가 좋겠다.

'체중을 재기만 하는 다이어트'를 한다고 하면 틀림없이 이런 질문을 받을 것이다. "어떻게 재기만 하고 살이 빠져?" 그러면 이렇게 대답해준다. "그게 말이지 인간의 뇌의 성질을 이용한 건데 말야. 어쩌고저쩌고……." 이렇게 설명을 해나가는 중에 내부에서는 성공의 길이 차곡차곡 닦여간다. 물론 남들의 감시하는 듯한 시선도 좋은 자극제가 된다.

"다이어트 같은 거 안 해도 괜찮은데, 왜?" 하면서 은근히 방해하는 사람이 있는데, 그냥 무시해버리자. 체중을 측정하는 재미와 내가 노력하고 있는 것에 대해서는 가족이나 친구처럼 그것을 칭찬해줄 사람들에게 들려주도록 하자. 여러 사람이 아니어도 상관없고 단 한 사람이어도 좋다.

당신이 그래프를 보여주면, 어느 날 자기도 하고 싶다는 사람이 나타날 것이다. 이쯤 되면 성공한 거나 다름없다. 다이어트 선배가 되었다고 생각하면 더욱 노력하게 될 것이기 때문이다.

여기저기 소문을 내놓고 포기하는 바람에 '재기만 하는 다이어트'의 평판을 떨어뜨리는 꼴이 되면 어떻게 하느냐고? 나는 그런 걱정은 전혀 하지 않는다. 그럴 리가 없기 때문이다.

〈기본 테크닉 5〉 체중 측정에 유리한 잠옷 작전

본래 저녁때의 체중 측정은 저녁식사 후 몸이 가장 무거울 때 하는 것

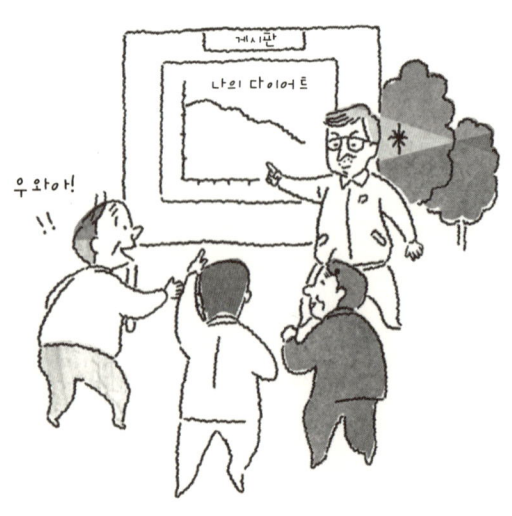

이 원칙이다. 하지만 그렇게 잘 안 되는 것이 현실이다. 직장을 다니다 보면 저녁을 먹고 들어가는 날도 생기고, 특히 대도시에서는 매일 집에서 저녁 먹는 사람이 많지 않다. 나도 주말 이외에는 집에서 저녁 먹는 날이 1년 내내 거의 없다. 이런 사람은 어떻게 하면 좋을까?

그보다 먼저 저녁식사 후에 체중 재는 것을 원칙으로 해야 하는 이유 세 가지를 살펴보고 넘어가기로 하자.

① 체중 증가의 최대 원인인 저녁식사의 양을 바로 확인할 수 있다.
② 그래프가 들쭉날쭉 크게 꺾이기 때문에 체중 변화를 쉽게 파악할 수 있다.
③ 재는 시점을 정하기가 쉽다.

이 세 가지만 잘 이해하고 있다면 꼭 저녁식사 후에 측정하지 않아도 된다. 그래도 목적은 달성할 수 있다. 이 다이어트를 개발한 나도 저녁식사 후에는 전혀 측정하지 않았으니 말이다.

나는 저녁때의 체중은 '자기 전'에 재는 것으로 정해놓았다. 이렇게 하면 뜻밖에 아주 좋은 점이 있다. 취침 직전과 기상 직후의 옷차림이 똑같다는 것이다. 그리하여 이름도 '잠옷 작전'이다. 저녁식사 후에 체중을 재면, 아침과 같은 조건으로 만들기 위해 일부러 옷을 갈아입어야 하는 상황이 발생할 수 있다. 이거 생각보다 귀찮은 일이다. 하지만 '잠옷 작전'으로 나가면 그냥 재면 된다. 저녁을 매일 집에서 먹는 사람이라도 이런 장점을 살려 자기 직전에 체중을 재는 노선을 택해도 된다. 다만 저

> 옷 갈아입는 것이 귀찮은 사람은 일단 옷의 무게를 재놓는 것이 편리하다.

잠옷	_____ g	와이셔츠	_____ g
티셔츠	_____ g	바지	_____ g
반바지	_____ g	( )	_____ g
청바지	_____ g	( )	_____ g

 녁식사 후에 잠자리에 드는 시간이 불규칙하면, 잴 때마다 조건이 달라져서 그래프 모양을 파악하기 어려워지는 면이 있다. 그러나 그 사실을 인식하면서 계속하다 보면, 이윽고 그 흐름이 눈에 들어오게 된다.

 집에서 저녁식사를 하는 사람이라면, 한 번의 식사로 체중이 어느 정도 변화하는지를 확인하는 기회를 가져보는 것이 좋다. 그래프에 적는 것은 취침 전 체중이라 하더라도, 저녁식사 전과 후에 재보는 것이다. 어차피 복장은 똑같을 테니 말이다. 그런 것이 재미있어서 자꾸만 체중을 재다 보면 결국 다이어트에 성공하게 된다.

〈기본 테크닉 6〉 체중을 재기 전에 아침식사부터 해버렸을 때

 "아차! 체중을 안 쟀는데 밥부터 먹었네." 아침에 식사를 하다 말고 갑자기 생각이 나서 이렇게 말하는 사람이 의외로 많다. 이럴 때는 생각이 나자마자 즉시 측정하고 나서, 그래프가 이상한 모양이 되어버린 핑계를 핑계란에다 적어 넣는다. "그래도 영 개운치가 않아" 하는 사람이 있다면 안심하시기를! 간단히 해결할 수 있는 방법이 있다.

지금 무엇을 먹었는지는 대충 기억을 할 테니, 그와 같은 음식의 무게를 재서 체중에서 빼면 된다.

참고로 몇 가지 먹을 것의 무게를 제시하면 다음과 같다.

밥(1공기) : 150그램   물(1컵) : 100그램

주스(1컵) : 120그램   바나나(1개) : 150그램

삶은 달걀 : 55그램   된장국(1그릇) : 200그램

엄밀하게 따질 필요는 없다. 체중계도 50그램이나 100그램 단위로밖에는 잴 수 없으니까 대강 하면 된다. 중요한 것은 "잊어버리다니, 속상해" 또는 "앗, 그래프에 빈칸이 생기다니!" 하는 감정이 생기는 것이다. 만약 그런 느낌이 들었다면 당신은 이제 거의 성공이다. 내친 김에 그래프에 빈칸이 생기지 않게 하는 방법과 관련된 이야기를 조금 더 해보자.

예를 들어 출장을 갔다고 해보자. 웬만한 호텔에는 체중계가 구비되어 있으므로 프런트에 전화해서 물어본다. "죄송합니다만, 제가 체중을 재는 습관이 있어서요." 이렇게 말할 수 있는 사람은 다이어트에 성공한다. 이렇게까지 하고 있다는 의식이 자신을 강하게 지지해주는 것이다. 만약 체중계가 없는 곳에 가게 되었다면 어떻게 해야 할까? 자신이 쓰는 체중계를 가지고 가는 것도 방법이다.

참고로 나는 부모님을 찾아뵐 때 내 체중계를 가지고 간다. 부모님 집에는 아날로그 체중계밖에 없기 때문이다. 외국 여행을 갈 때도 체중계

를 가지고 간다. 이때는 체중계의 건전지를 새로 교체하는 것을 잊지 말아야 한다. 막상 체중을 재려고 했을 때 건전지 수명이 다해서 난감한 적이 있었다.

〈기본 테크닉 7〉 허리둘레는 너무 신경 쓰지 않아도 된다

대사증후군에 관심이 많아지면서 허리둘레에 신경 쓰는 사람이 늘어나고 있다. 그러나 애석하게도 체중이 1킬로그램 정도 감소했다고 해서 곧바로 허리둘레가 줄어들었다고 느낄 수 있는 것은 아니다. 오히려 체중은 어제와 마찬가지인데 허리둘레가 늘어난 경우도 흔히 있다. 왜 그럴까?

허리둘레는 우선 장내 가스의 양이나 위치, 몸 상태에 따라서 달라진

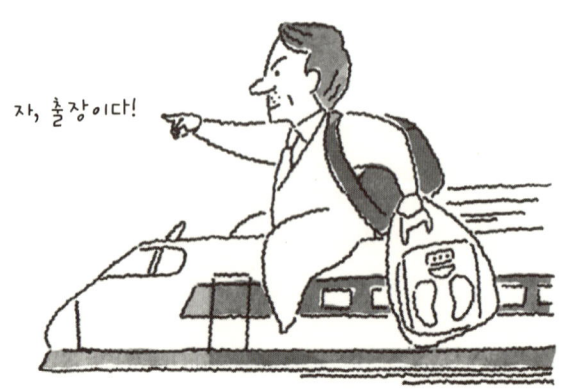

다. 또 줄자를 어느 정도 당겨서 재느냐에 따라서도 달라지기 때문에 정확한 수치가 나오기 어렵다. 이처럼 매일매일 조금씩 불안정하기 때문에, 허리둘레를 재는 것으로는 좀처럼 재미를 느끼기가 쉽지 않다. 5밀리미터 정도 줄었다고 그렇게 기분이 좋을 수 있을까? 그러나 체중은 디지털 숫자로 표시되기 때문에 속임수 같은 것이 끼어들 여지가 없다. 그래서 관리하기가 쉬운 것이고, 노력한 결과가 바로 눈에 보이기 때문에 단지 50그램이 줄었다고 해도 아주 재미가 나는 것이다.

허리둘레가 얼마나 줄었는지는 체지방과 마찬가지로 천천히 확인하자. 체중이 줄어들기 시작해서 조금 더 시간이 지난 뒤에 맛보게 될 재미로 남겨두기로 하자. 대개는 2센티미터 정도 줄어들어야 비로소 좀 가늘어졌다는 생각이 든다. 본래의 체형에 따라서 다르겠지만 대략 1킬로그램 감소하면 1센티미터 정도 줄어드는 것이 보통이므로, 2킬로그램 정도 감소한 뒤에 재보는 것이 좋다. 나는 96센티미터였던 것이 70.3센티미터로 줄어들었고, 2년이 지난 올해의 건강검진에서도 70.6센티미터였다.

2센티미터 줄어든 데서 다시 1센티미터가 줄어들 때는 가늘어졌다는 느낌이 확실하게 온다. 똑같은 1센티미터라도 뚱뚱할 때 1센티미터 줄어든 것은 잘 모르겠는데 2센티미터에서 3센티미터 줄어든 것은 금방 느껴진다. 2센티미터 줄었을 때 한번 실감했기 때문에 작은 변화에 민감해진 것이 아닐까?

지방에는 피하지방과 내장지방이 있는데, 앞에서도 이야기했지만 쉽게 줄일 수 있는 것은 내장지방이다. 그런데 내장지방은 배 부분에 몰려 있기 때문에 그것이 줄어들면 바로 허리둘레에 영향을 미치게 된다.

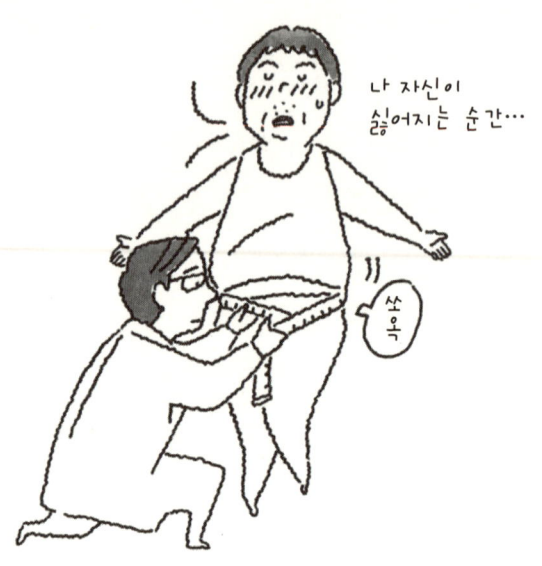

매일매일의 기쁨은 그날그날 체중계 위에서 얻고, '일정 기간 노력한 만큼'의 보너스는 가끔 측정하는 허리둘레에서 얻는다고 생각하는 것이 좋다. 물론 보너스를 받을 때는 틀림없이 체지방률도 떨어져 있을 것이다.

〈기본 테크닉 8〉 영양 계산이나 식사 일지 같은 것은 필요 없다

'체중을 재기만 하는 다이어트'에서는 영양 계산을 하거나 식사 일지 같은 것을 쓰거나 할 필요가 없다. 귀찮은 일이기 때문이다. 나 역시 한 번도 해본 적이 없다.

식사량을 줄인다고 해서 이전에 비해 전체적인 영양 균형이 크게 깨지는 일은 없다. 원푸드 다이어트 같은 극단적인 방법을 선택하지 않는 한 말이다. 오히려 예전보다 더 균형 잡힌 영양 섭취를 하게 되는 경우도 있다. 자연스럽게 기름기 많은 것은 피하고 야채를 더 먹어야겠다는 의식이 생기기 때문이다.

또 양이 적으니까 그만큼 더 몸에 좋은 것을 먹어야겠다는 쪽으로 자연스럽게 생각이 바뀌게 된다. 여러 종류의 야채를 먹는 게 좋다거나, 콩 종류를 많이 먹으면 좋다거나, 고기보다는 생선류가 좋다거나 등등 이미 알고 있는 지식들을 총동원하게 되는 것이다.

하지만 칼슘 같은 미량 영양소들은 의식적으로 섭취하려고 노력하는 것이 좋다. 열심히 체중을 줄였는데 나중에 뼈가 푸석푸석해져서 골절이 되거나 자리보전을 하게 된다면, 도대체 뭘 위해서 그렇게 애를 썼나 하는 생각이 들지 않겠는가? 나중에 자세히 설명하겠지만, 나는 요구르트를 열심히 먹고 있다.

하루에 몇 칼로리를 섭취했느냐 하는 칼로리 계산도 전혀 할 필요가 없다. 결국 오늘 내가 다이어트에 성공했는지의 여부는 다음 날 아침의 체중이 적나라하게 말해주기 때문이다. 따로 계산을 하지 않더라도 자신의 눈으로 보면서 알아가게 된다. "어제 밥의 양을 조금 줄였는데 체중이 전혀 줄지 않았어. 그 정도 줄여서는 안 되는 모양이야" 또는 "역시 ○○는 칼로리가 높을 거라고 생각했어" 하는 식으로 말이다.

식사 일지는 식사 관리를 해주거나 식사 일지를 점검해줄 사람이 있는 경우 또는 영양에 관한 내용을 잘 아는 사람이라면 유용하다. 그런 경우가 아니라면 추천하고 싶지 않다. 계속하기가 어렵기 때문이다. 물론 잘 해낼 자신이 있다면 꼼꼼하게 기록을 하면서 거기서 힘을 얻는 것도 한 방법이다. '이렇게 열심히 하는 나 자신이 성공의 원동력'이라고 하는 다이어트법도 한때 유행한 적이 있다. 그러나 조심해야 할 것이 있다. 처음부터 너무 어려운 목표를 세우고 도전했다가 잘 안 되면 곧바로 좌절로 끝난다는 것이다.

우선은 약간이라도 괜찮으니 식사량을 줄여가면서 체중을 줄여보는 것이 좋다. 본격적인 다이어트 궤도에 올라설 때까지는 가능한 한 귀찮은 것들을 피하는 것이 성공으로 가는 지름길이다. 그런데 무엇을 얼마나 어떻게 줄여야 하는지 몰라서 우물쭈물하는 사람도 있을 것이다. 이런 사람한테 추천하고 싶은 것이 있다. 히타치 건강관리센터의 '하라스마 다이어트'에서 사용하고 있는 '100칼로리 다이어트 카드'다. 이 카드는 사용법이 간단하다는 점이 최강의 무기다.

〈기본 테크닉 9〉 운동은 일단 안 해도 좋다!

제2장에서도 이야기했지만, 운동을 해서 살을 빼겠다는 생각은 일단 버리기 바란다. 왜냐하면 그것이 바로 실패의 근원이기 때문이다. 열심히 했는데 효과가 없다는 것을 확인하는 기분이 어떻게 좋을 수가 있겠는가? 그보다는 식사 제한을 하는 것이 더 효과가 빠르고 확실히 기분도 좋아진다.

운동을 시작하는 시기는 식사 제한으로 체중이 줄어들다가 정체기가 되었을 때가 좋다. 정확히 말하자면 첫 번째 정체기가 아니라, 식사 제한 습관이 자리를 잡고 나서 몇 차례의 정체기가 지난 다음에 찾아온 정체기가 좋다. 이미 식사 제한을 하고 있어서 체중을 더 줄이려면 다른 방법을 찾아야겠다 싶을 때가 딱 좋은 기회다. 이때 운동을 하면 체중이 눈에 띄게 내려간다. 몸이 최소한의 에너지를 가지고 어찌어찌 유지해가고 있는 중에 그 이상의 에너지를 더 사용하기 때문이다. 또 운동을 하면 자신이 다이어트를 정말 열심히 하고 있다는 의식이 생겨 식사량을 줄이려는 노력도 조금 더 하게 된다. 참 묘하게도 전혀 효과가 없을 것이라고 여겼던 운동을 하는 중에 '지금보다 더 잘할 수 있을 것' 같은 생각이 드는 것이다.

처음부터 식사도 제한하고 운동도 해야 한다고 하면 너무 힘들고 또 포기하기 쉽다. 한꺼번에 다 하려고 하지 말고, 운동은 가장 효과가 나타나기 쉬운 시점에 시작하는 것이 좋다.

〈기본 테크닉 10〉 물이나 차는 대환영!

오늘은 체중이 늘었으니 내일은 좀 줄여야겠다고 생각하는 날도 있을 것이다. 소화가 잘될 리 없는 방법이라 습관적으로 하라고 할 수는 없으나, 이런 방법도 있다.

식사 바로 전에 또는 식사 중에 물을 많이 마시는 것이다. 위는 수분이 많이 들어오면 출구를 막아버린다. 왜냐하면 아직 소화가 덜된 음식물을 함께 내보내면 안 되기 때문이다. 출구가 막히면 당연히 위가 물로 가득 차고, 그러면 빨리 포만감을 느낄 수 있다.

위를 채우는 것은 수분이면 되기 때문에 그것이 꼭 물이어야 하는 것은 아니다. 녹차, 커피, 뭐든지 된다. 당분이 들어 있든 안 들어 있든 그것도 상관없다. 다만 그것으로 다음 날 체중이 늘어나느냐 마느냐가 문제인 것이다. 만약 늘어났다면 당분이 들어 있는 것을 마셔서 그런가 보다 하면 된다.

이것은 어디까지나 단기적인 체중 조절에 사용할 수도 있다는 이야기다. 그러므로 대량으로 수분을 섭취한다거나 매일 실행한다거나 하는 일은 삼가주길 바란다. 다만 물이나 녹차를 조금씩 마시는 것은 식사와 식사 사이에 입이 심심할 때도 도움이 될 것이다.

〈기본 테크닉 11〉 외식하는 요령은 '밥 반 공기'와 '한입 남기기'

다이어트를 할 때 외식이 나쁜 점은 여러 가지가 있다. 첫 번째는 남기기가 어렵다는 것이다. "비싼 음식인데", "맛있어서", "가난한 나라엔 굶는 사람도 많은데 남기면 안 되지" 등등의 이유를 대면서 그릇을 깨끗이 비운다. 두 번째는 칼로리가 높다는 것이다. 세 번째는 영양소가 편중되어 있다는 것이다.

외식의 요령은 간단하다. '강철 같은 마음으로 남기기'를 철저하게 지키는 것이다.

음식을 남기려면 저항감이 드는 것은 당연하다. 나도 옛날에는 밥 한 톨 안 남기는 사람이었다. 회식을 할 때 남은 안주를 모아서 먹을 정도였으니 말이다. 그런데 어떻게 음식을 남기게 되었을까? 우선 '가난한 나라의 굶는 사람들한테 미안한 마음'은 연말에 불우이웃돕기 같은 모금

행사에 기부하는 것으로 대신하기로 했다. '억지 속죄'이겠지만 말이다. 또 '아깝다는 마음'에 대해서는 이렇게 생각하려고 노력했다. "살이 쪄서 병이 들면 의료비가 더 든다. 그보다는 지금 조금 남기는 것이 병원비를 절감하는 방법이다"라고 말이다.

정말 외식을 하게 되었다면, 무엇을 얼마나 먹으면 될까? 이것도 간단하다. 밥이나 빵에 해당하는 주식은 절반을 남기고, 고기나 생선 같은 주반찬은 3분의 1을 남기며, 야채류의 부반찬은 모두 먹는다. 이것을 대원칙으로 삼으면 된다. 이유는 간단하다. 주반찬은 맛있어서 남기기 어려우니까 많이 먹고, 부반찬은 야채가 많으니까 다 먹는 것이다. 물론 종류에 따라서 조금씩 달라진다. 염분이 많은 음식이라면 좀 더 남긴다. 반드시 이렇게 또는 저렇게 해야 한다는 것은 없다.

밥을 남길 때의 요령도 있다. 처음부터 밥은 '반 공기'를 주문하고, '한입'을 남기는 것이다. 처음부터 반 공기를 주문하면 남기게 되는 양도 적어진다. 그런데 반 공기만 달라고 해도 그 이상을 주는 인심 좋은 식당이 있다. 그래서 '한입'을 더 남기자는 것이다. 한입을 남기면 시각적인 효과도 얻을 수 있다. 일부러 한입을 남겨놓음으로써 '노력하고 있는 자신의 모습'을 눈으로 확인하게 된다.

외식을 할 때는 '반 공기'와 '한입', '주반찬 3분의 1 남기기'를 잊지 말자. 돈가스든 파스타든 모두 이 원칙에서 벗어나지 않도록 한다. 일일이 정확하게 따질 필요는 전혀 없다. 그랬는데 다음 날 아침에 체중이 늘어나 있다면, "아이고, 참 잘했네" 하고 넘기면 그뿐이다. 이렇게 저렇게 하다 보면 어느 사이에 외식 자체를 줄이게 된다. 아무래도 음식을 남기는 것이 마음에 걸릴 테니 말이다. 나는 농사짓는 분들에게 경의를 표하면서 늘 밥 '반 공기'를 달라고 주문한다.

〈기본 테크닉 12〉 식사량은 하루를 통틀어서 생각한다

체중을 빨리 줄이고 싶다면, 저녁식사 양을 줄이는 것이 철칙이다. 양을 줄이고 싶지 않으면 식사 시간을 앞당긴다. 저녁에 밥을 적게 먹으면, 우리 몸은 잠자는 동안에 이미 축적되어 있던 내장지방을 꺼내어 사용한다.

밤에는 외식하는 일도 많고, 동료들과 한잔하는 일도 생길 것이다. 이런 경우에는 야채샐러드를 많이 먹는다든지, 술을 마신 후에 다시 식사를 하지 않도록 한다. 이 정도로 충분하다.

식사와 관련하여 항간에 떠도는 조언들 중에는 아침식사를 거르면 살이 찐다는 말도 있고, 아침은 잘 먹어야 한다는 말도 있다. 도대체 뭐가 맞는 말인지 헷갈린다. 하지만 다 거기서 거기 아닐까? 저녁을 많이 먹는 습관을 고치려면 아침이나 점심을 잘 먹어야 한다고 말한다. 이치를 따져보면 맞는 말이다. 그러나 정말 그렇게 해서 저녁식사 양을 줄일 수 있는지는 잘 모르겠다. 그렇게 할 수 있는 사람이라면 그렇게 하면 된다는 정도가 아닌가 싶다. 나의 경우에는 아침에는 아이 앞에서 보란 듯이 식사를 제대로 한다. 저녁에는 회사 식당에서 먹거나 술자리가 많기 때문에, 점심은 빵이나 김밥 하나 정도로 가볍게 때운다.

언제 얼마만큼 먹을 것인가에 따라서 소화 흡수 정도나 지방이 쌓이는 정도가 조금씩 다를 수는 있을 것이다. 그러나 아무리 엄격하게 생각해도 아침, 점심, 저녁식사 양의 비율을 정확히 따지기는 어렵다. 그렇다면 하루 식사량의 총합계를 가지고 체중계의 숫자 변동을 따져보는 것이 낫지 않을까?

아침은 먹는 것이 좋지만 억지로 그런 습관을 들일 필요는 없다. 하루 식사량을 이렇게 저렇게 줄여가다 보면, 자연스레 아침식사도 하게 될 것이다. 아침에 배가 고파질 테니 말이다. 저녁식사를 가볍게 하고 잠을 자면서 축적되어 있던 지방을 사용하면, 아침에 일어났을 때 공복감을 느끼게 된다. 뇌가 그렇게 느끼라고 명령을 내리기 때문이다.

또 아침식사를 하지 않으면 오전 내내 멍한 상태가 지속되거나 힘이 안 나는 사람이 있다. 최근의 연구에 따르면, 이런 사람은 몸이 '불활성 모드'로 전환되어 있을 가능성이 있다고 한다. 이런 경우에는 뇌의 명령으로 지방을 연소하기가 어렵다고 하니, 서둘러서 '아침식사를 확실히

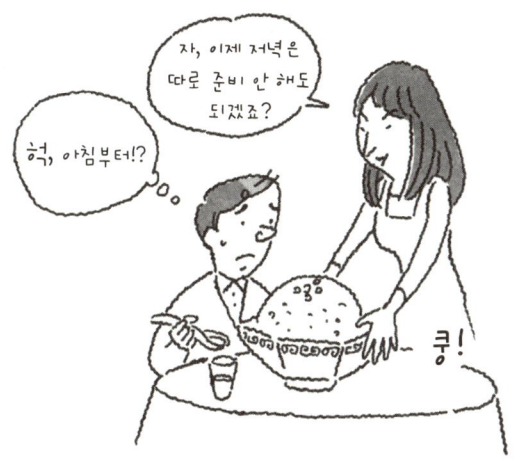

하는 쪽'으로 작전을 변경하는 것이 좋을 듯하다. 이때 효과가 있는 것은 역시 밥과 같은 탄수화물이다.

〈기본 테크닉 13〉 엄청나게 과식을 해도 까딱하지 않는 몸 만들기

다이어트 실패의 직접적인 원인은 과식이다. 애써 감량한 체중이 제자리로 돌아간 것도 아깝지만 가장 심각한 것은 "역시 난 안 돼……"라는 자괴감을 갖게 된다는 것이다.

그러나 안심하라. '엄청 과식'을 해도 끄떡없는 몸을 만드는 것은 아주 간단하다. 아니 그보다는 자동으로 그렇게 된다고 볼 수 있다. 계속하기만 한다면 말이다.

153쪽의 나의 그래프에서도 군데군데 '엄청 과식'으로 인한 급상승 부분이 눈에 띈다. 〈표 6-1〉을 자세히 보면, 다행스럽게도 하루 만에 진정된 부분(A, B)도 있으나, 3일 이상 계속 상승해 체중이 상당히 위험한 수준에 접근한 부분(C, D)이 있다는 것도 알 수 있다. '아이쿠, 그래프가 모처럼 하강 국면을 향해 잘 나아가고 있었는데……' 하는 생각이 든다.

그런데 사실은 바로 이 부분이 중요하다. 그래프를 계속 지켜봐온 사람일수록 '지금까지 열심히 해온 노력이 아깝다는 생각'이 자연스럽게 솟구치는 것이다. 그리하여 새롭게 마음가짐을 가다듬는다. "안 돼, 안 돼. 내일부터 다시 시작하고 말 테다!" 하고 말이다.

어떨 때는 결혼식 다음 날 송별회가 있다든지, 회사 송년회 다음 날은 거래처 송년회이고 이번엔 시골에서 친척이 올라왔다든지 하는 일이 자

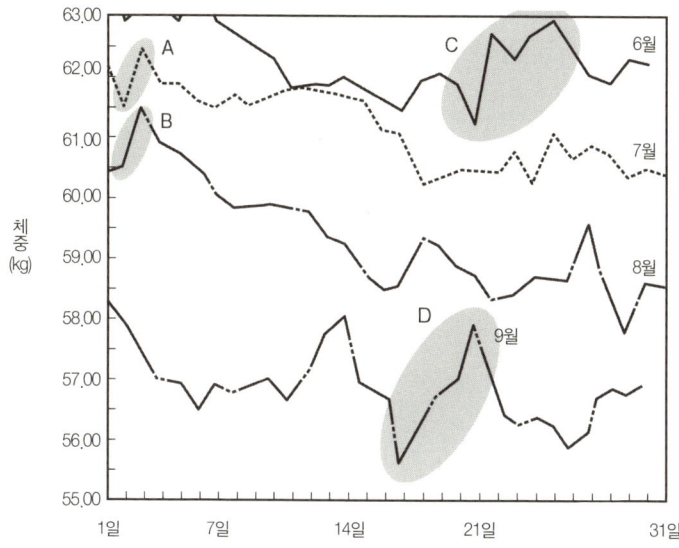

〈그림 6-1〉 나의 월별 체중 그래프(2006년 그래프에서 일부 발췌)

주 일어난다.

하지만 그래도 괜찮다. 그다음 날 조금만 노력하면 해결되는 문제다. 아침식사를 일부러 4분의 1공기로 때울 수도 있다(그러나 절대 거르지는 않는다). 그렇게 노력하는 자기 자신을 다음 날 아침 가장 먼저 확인함으로써 힘을 얻는 것이다.

기본적으로는 '하루의 엄청 과식으로 늘어난 체중은 3일에 걸쳐서 회복'하고 '3일간의 엄청 과식으로 늘어난 체중은 5일에 걸쳐서 회복'하는 것을 목표로 삼는다(물론 다소 늦어져도 전혀 문제없다).

그래프가 계속 올라가는 부분을 보면 요요 현상인 것처럼 생각하기 쉽지만, 그렇지 않다. 그래프를 잘 보면 알겠지만, 3일 정도 계속해서 상승하는 일은 다이어트가 상당히 진행되어 체중도 충분히 줄어든 다음에 나타나는 경우가 많다. 다이어트를 시작할 때의 수준으로 되돌아가는 것이 아니므로 요요라고 볼 수는 없고, 굳이 이름을 붙인다면 '작은 요요'라 할 수 있겠다. 그 후에는 다시 체중이 감소하므로, '작은 요요 미수 사건' 쯤 된다 하겠다. 이런 일은 여러 번 일어나도 괜찮다. 그러니까 정말로 먹고 싶을 때는 먹어도 전혀 문제가 없다는 이야기다.

정말로 좋은 점은, 다이어트가 제대로 진행되면 '과식'을 거의 하지 않게 된다는 것이다. 괴롭기 때문이다. 소위 위가 작아졌다고 하는 상태를 실감하게 된다. 게다가 과식을 하면, 그렇게 괴로워하고 나서 다음 날 아침에 숫자로 다시 그것을 확인해야 한다. '괴로움과 불쾌함'이라는 기억이 뇌에 입력되어, 심한 과식을 막아주는 역할을 하는 것이다.

'엄청 과식'을 해도 괜찮다고 해주는 것이 또 하나 있는데, '핑계를 쓰는 난'이다. 바로 이럴 때 자신을 너그럽게 봐주라고 만들어놓은 것이다. 안 되면 안 되는 대로 자기 자신을 봐주면서, 할 때는 잘하는 자기 자신을 이끌어내면 된다.

나중에 돌이켜보면, 과식으로 그래프가 튀어나와 있던 때가 아름다운 시절이었다고 생각하게 될 것이다. 자신 있게 보증할 수 있다.

(이미 당뇨병이 나타나 치료를 받고 있는 사람은 과식하지 않는 게 좋다. 치료 방침을 잘 따라주길 바란다.)

〈기본 테크닉 14〉 그냥 걷지 말고 크게 걷기

걷기는 가장 손쉽게 할 수 있는 유산소 운동이다. 가까운 거리는 걸어 다니고, 한 정거장 정도는 걷는 습관을 들이면 칼로리 소모량을 늘릴 수 있다. 예를 들어 자전거로 5분 걸리는 거리를 15분 동안 걸으면 소비 칼로리가 약 3배로 늘어난다.

열심히 걷는 사람들 중에는 팔을 구부려서 앞뒤로 크게 흔들면서 가슴을 펴고 뒤꿈치부터 땅에 닿도록 해서 걷는 사람이 있다. 이렇게 하기가 쑥스럽다면 '크게 걷기', 즉 보폭을 크게 해서 성큼성큼 걷는 방식을 권한다.

사람은 보통 터덜터덜 걷는 경향이 있다. 그것이 가장 에너지가 덜 드는 쪽으로 몸에 익은 걸음걸이이기 때문이다. 그러나 다이어트 측면에서는 연비가 나쁜 걸음걸이가 효과적이다.

'크게 걷기'란 요컨대 사용하지 않아도 좋은 근육을 사용하는 에너지 낭비형 걸음걸이다. 평소보다 30퍼센트 정도 보폭을 크게 하면 되는데, 다리를 큼직큼직하게 움직이므로 근육 수축 운동이 활발해져서 포도당과 산소가 더 많이 필요해지고, 이에 따라 혈류량이 증가하고 소비 칼로리도 늘어난다.

회사원인 H씨가 이 '크게 걷기'를 실천해보았다. 일상생활 속에서 걸을 일이 있을 때는 언제나 '크게 걷기'를 한 것이다. 그랬더니 2주 후에 중성지방이 122mg/dl에서 86mg/dl로, 총 콜레스테롤 수치가 256mg/dl에서 190mg/dl로 떨어졌다. 일부러 따로 시간을 내서 걷는 것이 아니라 평소의 걸음걸이를 크게 한 것뿐인데 효과가 있었던 것이다.

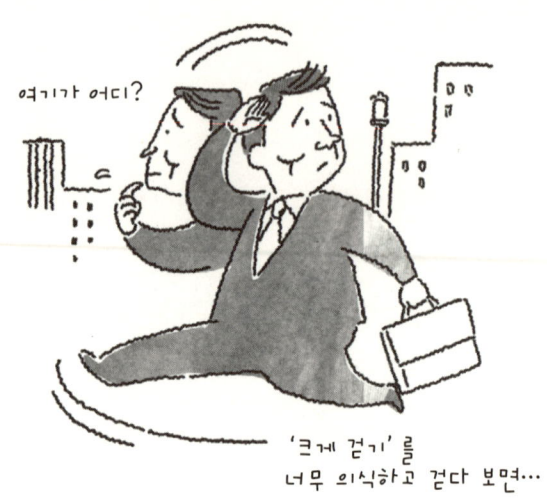

하루에 1만 보를 '크게 걷기'로 걸으면 소비 칼로리가 72칼로리 더 증가한다. 단순히 계산해보면 1년에 지방 3.7킬로그램을 줄일 수 있다는 얘기다(물론 개인의 운동 능력이나 체격에 따라 차이가 있겠지만).

고령자나 평소 운동이 부족한 사람이 하면 심한 근육통이 생기거나 힘줄이 상하게 될 수도 있으므로 갑자기 속도를 올리지 않도록 한다. 이렇게 걷기 운동을 계속하다 보면 운동 능력이 향상되어 점점 그 효과가 줄어든다. 그러나 무엇보다도 꾸준히 운동을 하고 있다는 만족감이 또 하나의 기쁨으로 다가올 것이다.

'크게 걷기'는 일상생활 속에서 걷는 것이다. 그렇기 때문에 어떤 이유가 생겨서 그만두게 되는 일은 일어나지 않는다. 또 항상 꼭 그렇게 걸어야만 하는 것도 아니며, 그냥 생각이 났을 때 하면 그것으로 충분하다. 제대로 오래 하는 것이 더 효과적이라는 것은 더 말할 것도 없다.

여기서 작은 정보 하나를 말하자면 이렇다. 근육통이 생겼다는 것은 근육 파열이 일어났다는 것인데, 이것이 복구될 때는 더 튼튼하게 복구가 된다. 즉 근육 트레이닝이 되는 것이다. 미미하긴 하지만 그래도 소비 칼로리가 더 증가하게 된다.

마지막으로 '크게 걷기'를 할 때 도움이 되는 요령을 소개하겠다. 크게 걸으면서 걸음걸이를 조금 빨리 하는 것이다. 그냥 보폭만 크게 해서 걸으면 걸음걸이가 이상하게 보일 수 있다. 그러나 거기에 속도를 좀 더 내면 바쁜 일이 있는 것처럼 보이므로 남의 시선을 신경 쓰지 않아도 된다. 게다가 빨리 걸으면 에너지 소모가 더 커져서 연비도 나빠지고 좋다.

보폭을 크게 해서 빨리 걷는 데다가 224쪽에서 소개할 요령 하나를 더 보태면, 상당한 거리를 걸을 수 있게 된다. 지하철 두 정거장 정도는 가볍게 걸을 수 있을지도 모른다.

〈기본 테크닉 15〉 구멍 없는 허리띠에서 기쁨을 느낀다

허리가 가늘어졌다는 기쁨을 느낄 수 있는 최고의 소품이 구멍 없는 허리띠다. 말 그대로 구멍이 나 있지 않은 허리띠로서, 적당히 당겨 원하는 위치에 고정해서 맬 수 있다. 보통 허리띠의 구멍 간격은 3센티미터 정도다. 그래서 허리둘레가 1센티미터 줄어들었어도 그 변화의 즐거움을 쉽게 누릴 수가 없다. 구멍을 하나 줄여서 허리띠를 매면 아주 불편하고 힘들다. 허리둘레를 3센티미터 줄이려면 체중을 3킬로그램 줄여야 하기 때문이다. 그러나 구멍 없는 허리띠를 사용하면, 불과 1센티미터 줄어들었어도 그만큼에 해당하는 길이를 눈으로 확인할 수 있다. 즉 체중계를 50그램이나 100그램 단위로 사용하는 것과 같은 이치로, 그 기쁨을 쉽게 느낄 수 있는 것이다. 좀 더 실감하고 싶으면 눈에 잘 안 띄는 곳에 볼펜 같은 것으로 표시를 해두어도 좋다. 줄자로 허리둘레를 잴 때는 장내 가스라든지 그때그때 상황에 따라 숫자가 다르게 나타날 수 있다. 그러나 허리띠는 하루 종일 두르고 있는 것이기 때문에, 헐렁하지도 않고 너무 조이지도 않는 위치에 맞추게 된다. 이처럼 한번 두르면 끝나는 것이 아니기 때문에, 정확한 허리둘레를 알 수 있다.

나는 14년 전부터 같은 허리띠를 계속 사용하고 있다. 지금은 20센티미터 이상 여유가 있지만, 배가 한참 나왔을 때는 1센티미터밖에 여유가 없었다(174쪽의 사진을 보면 알겠지만 허리띠 위로 살이 넘칠 정도다).

〈기본 테크닉 기타〉 실패한 다이어트와 성공한 다이어트의 심리학적 분석

"눈앞에 놓여 있는 케이크를 먹고 싶다. 그러나 살찌고 싶지는 않다." 이것은 누구에게나 고민이 아닐 수 없다. 이런 작은 마음의 갈등을 가리키는 행동심리학 용어도 있다. 바로 '접근 회피 갈등'이다. 맛있는 케이크에 빨려들어가는 것이 '접근'이고, 살찌는 것을 피하고 싶은 것이 '회피'다. 누구나 이런 갈등을 피할 수 없다. 오죽하면 관련 용어가 생겨나겠는가(참고로 다른 동물에게는 없다. 그래서 배가 고프면 망설이지 않고 먹는다).

그런데 인간은 대개 이 갈등에서 접근 욕구에 지고 만다. 왜냐하면 접

근하고 싶은 대상이 지금 눈앞에 있기 때문이다. 반면 회피하고 싶은 것은 먼 장래에 나타날 것이며, 게다가 일어날지 어떨지도 모르는 것이기 때문이다.

'체중을 재기만 하면 되는 다이어트'란 바로 이 '심리학적으로는 질 수밖에 없는 것에 지지 않는 작전'이라고 할 수 있다. '너무 멀어서 보이지 않는 것'을 '내일 아침에 눈으로 보고 알 수 있는 형태'로 바꾸는 것이기 때문이다. 뿐만 아니라 '성공 보상(여기서는 해냈다는 기쁨의 감정)'을 과연 얻어낼 수 있을 것인가 하는, 행동심리학이 말하는 적극성을 강화하는 요건을 갖추고 있기 때문이다.

간단히 말하자면 이런 것이다. 인간은 천성적으로 "살찔지 모르니까 그만두자" 하는 것이 어렵다. 그러나 "내일 아침에 후회하기 싫으니까 오늘은 여기까지만 하자" 정도라면 가능하다. 그뿐 아니라 '여기까지'라는 것에는 경험자들만이 알 수 있는 그 무엇이 있다. 그런 우월감을 가질 수 있다는 것을 포함해서, 바로 인간이기 때문에 가지고 있는 성질이나 능력을 총동원하는 것이 바로 '체중을 재기만 하면 되는 다이어트'다.

마지막으로 사람의 마음을 꿰뚫는 진리가 하나 더 있다.

다이어트를 시작할 때는 누구나 열심히 하겠다고 다짐을 한다. 꾸준히 하는 것이 얼마나 어려운지 알면서도 "이번만은 정말로 해낼 테다" 하고 마음먹는다. 문제는 여기에 있다. 열심히 하려면 우선 즐거워야 하는데, 어느새 그것이 '해야 하는 일', 즉 '속박'이 되고 있는 것이다. 즐겁지 않은 일을 하고 있으니 슬슬 마음이 느슨해지고, 맛있는 것의 유혹에 넘어갈 수밖에 없다.

핵심은 바로 여기에 있다. 사람의 뇌가 식욕에 지는 것은 자연스러운 반응인데 '나는 나약한 인간이다'라고 생각하는 것이다. 역시 무리였다고 포기해버린다. 그러나 그것은 '인지 부조화 이론'에 따르면 당연한 현상이라는 것을 잊지 말자. 간단히 말하면 이런 것이다. 생각하고 있는 것(의식)과 가능한 것(행동)이 일치하지 않으면 기분이 나쁘니까, 어느 쪽이든 맞추기 쉬운 쪽에 자신을 맞추는 것이다. 예를 들어 담배는 몸에 해로우니까 끊어야겠다고 생각했는데 금연을 하지 못하면, 슬슬 생각을 바꾸게 된다. "아직은 좀 더 피워도 괜찮아" 하고 말이다.

다시 말해, 다이어트를 열심히 해야겠다고 마음먹었는데 식욕을 이기지 못하면 일관성이 없어지므로 기분이 나빠지고, 그래서 "열심히 안 해도 돼"라는 심리를 발동시키게 된다.

식욕에는 질 수밖에 없으니 갖은 핑계를 댄다. 그렇게 해서 일관성을 확보하려 한다. 식욕에 지고 마는 약한 자신과 핑계를 대는 약한 자신이라니, 얼마나 훌륭하게 일치하는가! 그리고 그렇게나 약한 자신이 기특하게도 열심히 해보겠다고 노력을 하고 있다. 좌절과 포기는 바로 이렇게 해서 회피하게 된다. 약한 자신을 인정하고 받아들이는 것, 즉 자신의 유약함을 확인할 때 힘을 발휘하는 것이 '핑계를 쓰는 나'이다.

다이어트 일기를 보면 '오늘의 평가' 란이 있다. 그것보다는 '핑계란'이라고 하면 더 마음이 편하지 않을까? 오늘의 평가라고 하면, 자신도 모르게 반성하는 내용으로 흐르게 될 가능성이 있다. 하지만 새삼스럽게 반성문 쓰는 기분을 불러일으키지는 말자. 핑계를 쓰면, 체중이 줄지 않는 이유를 자기 눈으로 확실히 깨달을 수 있다는 이점도 있다.

핑계를 쓰는 것에는 또 다른 놀라운 효과가 있다. 주절주절 핑계를 써나가다 보면 문득 깨닫게 되는 것이 있다. 빼곡하게 써놓은 핑계들을 들여다보다가 '이렇게 핑계만 대며 살아도 되는 건가?' 하는 생각이 드는 것이다. 그렇다. 핑계만 대고 있던 모습에서 멋지게 노력하는 모습으로 변신하게 된다.

158쪽에 제시한 A씨의 그래프(표 5-4)를 다시 한 번 봐주기 바란다. 왼쪽 절반, 즉 다이어트를 막 시작했을 때의 그래프 아래를 보면 핑계를 쓰는 난이 거의 매일 채워져 있다. 그런데 오른쪽 절반을 보면 거의 비어있다. 그렇다. 핑계가 사라짐과 동시에 체중이 확실히 줄어들고 있었던 것이다.

체중과 핑계가 줄어들면 재미있는 현상이 나타나기 시작한다. 핑계란의 용도가 바뀌는 것이다. 핑계는 점점 줄어들고 자신이 얼마나 노력했는지를 쓰기 시작한다. 그리고 어느새 다이어트와 관계없이 그날 있었던 재미있는 일들을 쓰기 시작한다. 꼭 핑계만 쓰라는 법은 없다면서 자기 마음대로 바꿔버리는 것이다. 이것도 심리적으로 아주 재미있는 쾌감이다. 그리하여 그래프가 3개월, 4개월 쌓이다 보면, 그 난은 그대로 개인의 역사가 된다. "아, 그때 이런 일이 있었지!" 이렇게 돌이켜보다 보면 과거에 적어 넣었던 핑계들이 사랑스럽게 다가오기 시작한다.

(여기까지 읽었다면 이미 이해했겠지만, '체중을 재기만 하면 되는 다이어트'의 초기 단계를 성공으로 이끄는 데는 개별적인 각각의 테크닉보다 '사고방식의 폭을 넓히는 것'이 필요하다. 이러한 발상의 전환 속에서 자기에게 맞는 규칙이나 법칙을 실행하는 것이 중요하다는 이야기다. 따라서 대원칙 이외

에는 융통성 있게 받아들일 필요가 있다. 그리고 내가 할 수 있는 것을 통해 작은 기쁨들을 찾아가자. 바로 이런 것이 초기 단계에 도달해야 할 목표다.)

제7장

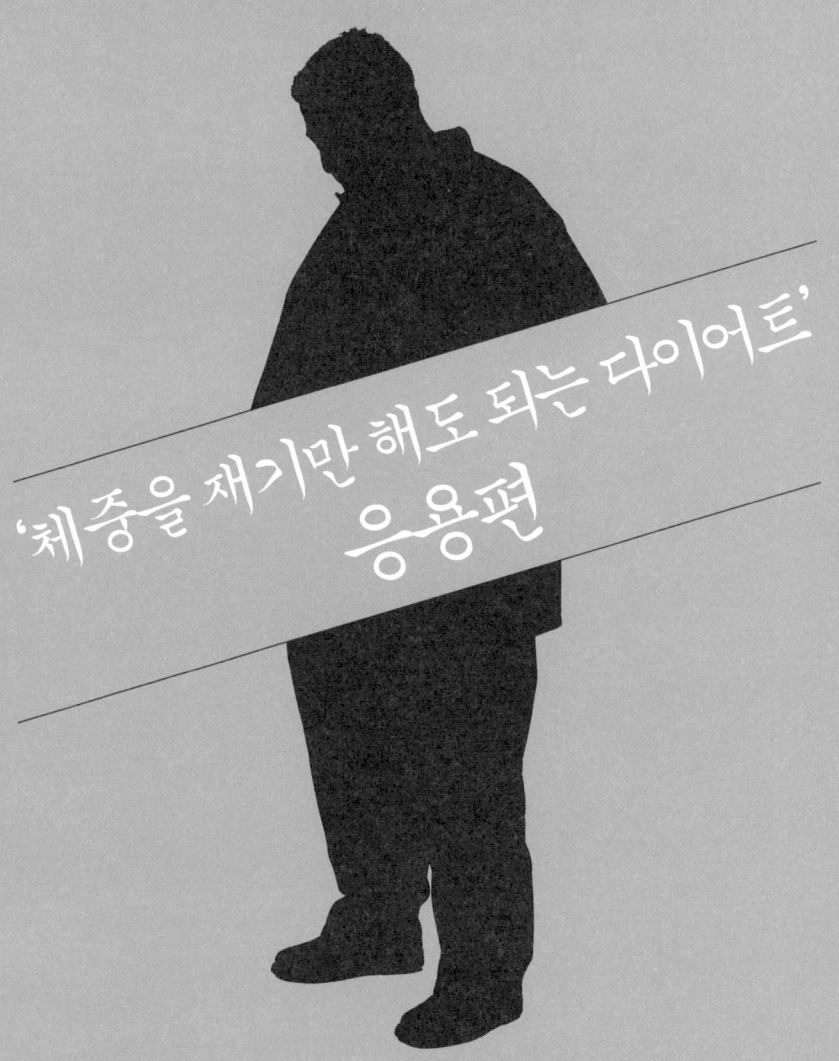

'체중을 재기만 해도 되는 다이어트'
응용편

이제 익숙해졌으면 ―
중급자용 은밀 테크닉 일곱 가지

〈중급 테크닉 1〉 1석4조의 윗몸일으키기

　직장인들이 하기 싫어하는 운동에 꼭 들어가는 것이 윗몸일으키기(복근 운동)다. 나도 얼마 전까지만 해도 그랬다. 그런데 실제로 해보니까 그게 아니다. 진짜로 좋은 것이다. 사람들이 윗몸일으키기를 싫어하는 이유는 대략 두 가지다. 첫 번째는 "박약한 의지를 확인하고 싶지 않아서"이고, 두 번째는 "어차피 효과가 없을 테니까"라는 생각에서다. 그러나 절대 그렇지 않다. 윗몸일으키기는 정신적으로나 육체적으로 굉장히 좋은 효과가 있다. 이제부터 그 이야기를 해보자.

　다이어트를 시작하자마자 곧바로 윗몸일으키기를 할 필요는 없다. 아니, 오히려 다이어트가 순조롭게 진행되고 있다는 것을 몸으로 충분히 실감한 다음에 하는 것이 좋다. 그전에 하는 윗몸일으키기는 그저 괴로울 뿐이다. 게다가 윗몸일으키기는 아무리 열심히 해봐야 소비 칼로리가

20칼로리를 넘지 않는다. "이렇게 힘들게 했는데 이것밖에 안 되다니 말도 안 돼" 하는 심정이 될 수밖에 없다. 다시 한 번 내 사진을 비교해서 봐주기 바란다. 사진 A처럼 피하지방이 쌓여 있을 때는 윗몸일으키기를 해봐야 아무런 소용이 없다. 하지만 제대로만 한다면, 불가능할 줄 알았던 '식스팩'을 실현할 수도 있다(사진 B).

이것은 절대로 특별한 노력을 한 결과가 아니다. 중요한 것은 타이밍이다. 윗몸일으키기의 효과가 뚜렷하게 나타나는 타이밍이 있다.

여러 차례 이야기했지만, 다이어트를 하면 먼저 내장지방부터 줄어든다. 피하지방은 내장지방이 어느 정도 줄어든 다음에야 비로소 줄어들기 시작한다(이 점을 틀림없이 느낄 수 있을 것이다). 이 피하지방이 서서히 줄

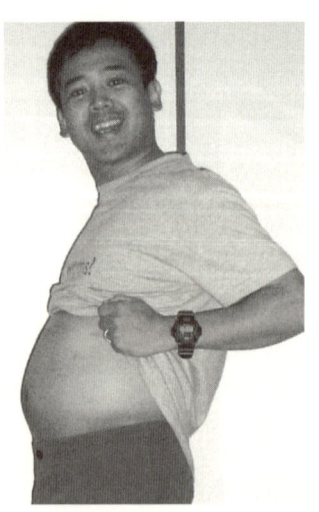

사진A 다이어트 전 필자
(허리둘레 최대 96cm)

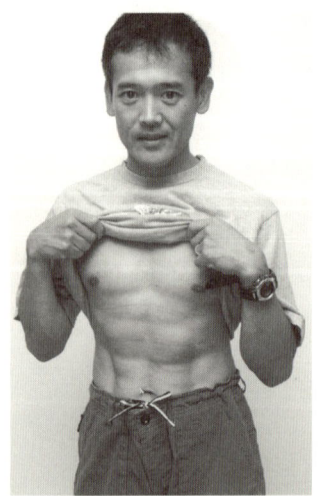

사진B 다이어트 후 필자
(허리둘레 70.3cm)

어들기 시작하면 처음으로 마음속에서 어떤 기대감이 솟아오르게 된다. "어쩌면 복근이 좌악 갈라진 식스팩을 만들 수 있을지도 몰라" 하는 기대감이다. 바로 이때가 윗몸일으키기를 시작할 시점이다. 이쯤 되면 이미 체중이 좀 줄어 있을 테니 '무거움'도 반감되고, 예전처럼 내장지방이 배를 압박하지 않아 숨이 차는 일도 없을 것이다. 게다가 틀림없이 뭔가 다른 운동을 시작한 다음일 테니 몸을 움직이는 것의 즐거움도 이미 알고 있는 상태일 것이다.

이때 윗몸일으키기를 해보자. 우선은 절대로 불가능하다고 생각했던 숫자만큼 윗몸일으키기를 했다는 사실에 기쁨을 느끼게 될 것이다. 그러면 그다음 날 근육통이 찾아온다. 이때 아픈 배에 일부러 힘을 주면서 피하지방 아래쪽을 쓰다듬어보자. 뭔가 느껴질 것이다. 포동포동하고 말랑말랑한 살 밑으로 빈약하게나마 손끝에 느껴지는 것이 있을 것이다. 여기서 뜨거운 의욕이 다시 샘솟는다! '열심히 한 만큼 찾아오는 만족감'이라는 것이 앞에서도 이야기했듯이 선순환을 부추기는 연료 역할을 하는 것이다. 그리하여 그저 괴로울 뿐이었던 윗몸일으키기가 열심히 노력하는 자기 자신을 상징하는 운동이 된다.

아마도 중장년에 접어든 사람이라면 영화 〈록키〉를 기억할 것이다. 날달걀을 들이마시는 록키와 계단을 뛰어올라가는 록키를 떠올리면서, 그리고 〈록키〉의 주제곡을 머릿속으로 음미하면서 윗몸일으키기를 해보자. 그러고 나서 거울을 보았을 때 "이거, 왕(王) 자 아니야?" 하는 느낌이 들기 시작하면, 더더욱 불끈 힘이 솟아날 것이다. 윗몸일으키기를 하면 바로 이런 효과를 기대할 수 있다.

〈중급 테크닉 2〉 술집에서는 일단 떠난다, 본다, 만진다

　업무상 술자리를 피할 수 없다면 어떻게 해야 할까. 술자리에 가면 자신도 모르게 쉴 새 없이 음식에 손이 가는 당신에게 유용한 은밀 테크닉이 있다.

　화장실에 자주 가라는 것이다. 아무래도 눈앞에 먹을 것이 있으면 계속 먹게 된다. 남기는 것이 아깝기도 하고, 누가 이야기할 때는 괜히 심심하니까 또 먹게 된다. 이럴 때는 먹을 것에서 잠시 떠나는 것이 상책이다. 화장실에 가서 자신의 배를 거울에도 비춰보고 손으로 쓰다듬고 만져보라. 거울 앞에서 배를 내밀면 충격과 함께 효과가 극대화될 것이다. 뱃살을 줄이려고 그렇게 노력해왔는데 한순간에 무너진다 싶을 것이다. '어떻게 여기까지 왔는데……' 싶은 생각이 들었다면, 그때 다시 자리로 돌아간다. 그러면 일단 성공이다. 먹고 싶은 마음이 한풀 꺾였을 것이다.

　얼마 후 다시 슬그머니 손이 안주로 향하면, 또다시 화장실로 직행한다. 들락날락하면서 자리를 뜨게 될 때는 이런 핑계를 대자. "이뇨 작용이 좀……."

　"떠난다, 본다, 만진다." 이것이 술자리에 갔을 때 지켜야 할 철칙이다.

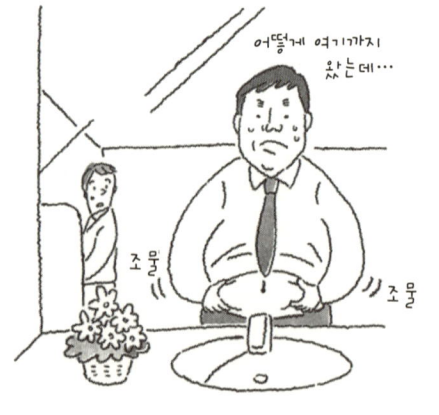

〈중급 테크닉 3〉 맛있는 요리와 체중 감량은 양립할 수 있다

맛있는 것을 남기려면 아깝기 그지없다. 동물은 배가 부르면 거기서 끝내지만, 인간은 유일하게 과식하는 동물이다. 인간의 뇌는 "이거, 맛있겠다" 싶으면 일단 입에 넣고 맛을 보고 싶은 욕구를 느낀다. 베타엔도르핀을 얻고 싶어서, 배가 부른데도 또 먹는 것이다. 맛있는 것들은 대개 칼로리도 높다. 당연히 살이 찔 수밖에 없다.

그런데 나는 다이어트를 하기 전보다 확실히 맛있는 것을 따져 먹는 미식가가 되었다. '체중을 재기만 하면 되는 다이어트'를 하다 보면, 이왕이면 맛있는 것을 찾게 되고, 먹기는 먹되 조금 먹고 만족할 수 있게 되는데, 바로 이런 점을 극대화하게 되는 것이다.

먹고 싶은 것을 꾹 참는 것은 정신 건강에 좋지 않다. 그러므로 평소 먹는 음식을 더 맛있게 요리한다면, 적게 먹고도 만족감을 높이는 식습관을 가질 수 있다. 여러분도 꼭 실천해보길 바란다.

이렇게 위가 작아져 있으면 조금만 많이 먹어도 몸이 불쾌해진다. 그리고 다음 날 아침에 체중을 재면 정신적으로도 불쾌감을 느끼게 된다. 인간은 불쾌한 일은 조금씩 없애고 싶어한다. 그래서 풀코스 요리를 먹더라도 배가 가득 찼으면 후식을 먹지 않는다든지, 메인 요리를 많이 먹었으면 파스타를 남긴다든지 하는 쪽으로 변해간다. '무의미한 것으로 식욕을 채우는 무의미함'을 이해할 수 있는 것은 '체중을 재기만 하는 다이어트'를 계속했기 때문이다. 이처럼 맛있는 음식과 체중 감량은 얼마든지 양립할 수 있다.

〈중급 테크닉 4〉 근육 체질을 만드는 비용 제로의 극비 트레이닝

기본적으로 운동의 효과는 세 가지가 있다. 첫 번째는 기초대사량(안정을 취하고 있을 때 소비되는 에너지)이 조금 높아진다는 것이다. 두 번째는 다이어트를 하려고 열심히 노력하고 있는 자신의 모습을 실감할 수 있다는 것이다. 세 번째는 자신의 몸이 착실하게 바람직한 방향으로 가고 있다는 것을 눈으로 확인할 수 있다는 것이다.

그런데 이 세 번째가 아주 재미있는 부분이다. 구체적으로는 우선 자신의 몸이 점점 보기 좋게 바뀌어가고 있는 것이 즐거워서 매일 거울이 보고 싶어진다. 그러다 보면 팔은 조금 더 살이 빠지면 좋겠다든지, 허벅지는 조금 근육이 붙으면 좋겠다든지 하는 생각이 든다. 자기 몸을 더욱 개선하고 싶은 의욕이 강하게 솟구치는 것이다.

근육이 생기면 기초대사량이 높아져서 살찌지 않는 몸이 된다고 하는데, 이론적으로는 맞는 말이다. 그러나 그렇게 눈에 띄게 큰 차이가 나타나는 것은 아니다. 그래서 초심자들에게는 권하지 않았지만, 중급자에게는 권할 만하다. 비록 지방으로 환산하면 몇 그램에 불과하지만, 어쨌든 기분은 좋은 일이니까 말이다. 움직인 만큼 먹으려고 하는 동물적 욕구를 쉽게 억제할 수 있고, 이것이 또 정신적으로 만족감을 준다.

나는 다이어트를 시작한 지 3개월이 지난 다음에 시작했다. 피트니스 센터에는 한 번도 가본 적이 없으며, 머신 트레이닝도 전혀 사용하지 않았다. 단지 팔굽혀펴기, 윗몸일으키기, 철봉 턱걸이만 했을 뿐이다. 이것을 할 때에도 어떤 규칙도 정하지 않고, 그냥 하고 싶을 때 하고 싶은 만큼만 했다. 하나도 재미없는 근육 트레이닝이었지만, 나는 거기서 만족감

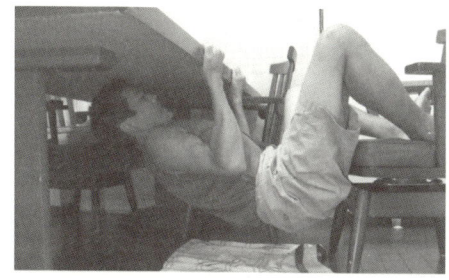

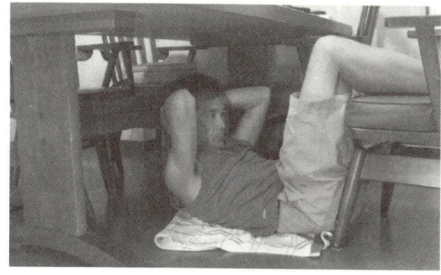

피트니스센터는 안 가도 된다!
식탁과 의자를 이용하면 좁은 곳에서도 철봉과 윗몸일으키기를 할 수 있다.
이 궁상맞게 보이는 운동이 오히려 재미있다는 말씀!
철봉이든 윗몸일으키든 간에 근육을 펴는 동작을 할 때 천천히 움직이는 것이 요령이다.

과 근육을 얻을 수 있었다. 아이들과 놀면서 하는 것도 재미있었고, 심야에 남몰래 하는 것도 또 다른 재미였다. 식탁과 의자만 이용해서 비용 제로의 근육 트레이닝을 할 수 있다니, 얼마나 좋은 아이디어인가?

귀 기울여 들을 만한 정보가 또 하나 있다.

근육 트레이닝을 할 때는 가능한 한 천천히, 느릿느릿 하는 것이 효과가 크다는 사실이다. 근육이 늘어나는 방향으로 움직일 때 특히 천천히 움직이고, 근육을 끝까지 늘이지 않도록 하는 것이 요령이다. 예를 들어 철봉에서 턱걸이를 할 때는 몸을 올릴 때보다 내려올 때 천천히 내려오고, 팔굽혀펴기를 할 때는 팔을 펼 때보다 구부릴 때 천천히 구부린다. 윗몸일으키기를 할 때는 상체를 들어올릴 때보다 내려갈 때 천천히 몸을 펴고, 어깨가 바닥에 닿기 전에 다시 상체를 들어올린다.

이렇게 천천히 움직이는 것을 가리켜 슬로 트레이닝이라고 하는데, 그 놀라운 효과가 최근에 과학적으로 증명되고 있다. 우선 천천히 움직이면 근육 혈관이 압박을 받아 근육에 젖산이 쌓이게 된다. 그 결과 근육이 팽팽해지면서 뇌의 스위치를 눌러 성장호르몬 분비를 촉진하게 된다. 이것이 근육을 키우는 효과적인 방법이다.

근육을 너무 키우면 체중이 늘어날 것을 걱정하는 사람이 있다. 물론 단백질이 지방보다 비중이 크지만, 전혀 걱정할 것 없다. 근육을 2킬로그램이나 3킬로그램 늘리려면 그야말로 엄청난 노력을 해야 하는데, 거기까지 갈 가능성은 거의 없기 때문이다.

(고령자가 근육 트레이닝을 할 때는 강도를 줄인다든지 해서 주의를 기울여야 한다.)

〈중급 테크닉 5〉 꼭 추천하고 싶은 요구르트

열심히 살을 뺐는데 건강을 해치게 되었다면 아무 소용이 없다. 식사량을 줄이면 식이섬유나 무기질 같은 미량 영양소가 부족해지기 쉽다. 식이섬유가 부족하면 변의 양도 줄고 장내에 안 좋은 균들이 늘어날 가능성이 있다. 그리고 칼슘이 부족해지면 남성도 골다공증이 생길 수 있다. 그런 위험을 줄이고자 나는 요구르트를 열심히 먹는다. 유산균 사체가 식이섬유 작용을 하므로 1석3조다.

식사 제한을 하면서 요구르트를 먹으면, 건강을 위해서 다이어트를 한다는 생각이 더 뚜렷하게 든다. 중장년 남성들은 신맛을 그다지 좋아하지 않는 경향이 있어서 요구르트를 잘 먹지 않는다. 그러나 평소에 잘 먹지 않던 것을 의식적으로 먹게 되면, 다이어트를 하고 건강을 지킨다는 생각이 들고 다른 영양소에 대한 관심도 늘어난다. 나는 플레인 요구르트에 잼이나 단술을 섞어서 먹는다. 누룩곰팡이로 만든 단술을 넣으면 같은 발효식품이어서 그런지 맛이 잘 어울린다. 포도당이 많이 들어 있어서 조금만 먹어도 금방 힘이 나고 다양한 미량 영양소를 섭취할 수 있다. 다만 포도당이 들어 있으므로 당뇨가 있는 사람은 의사의 지시를 따르도록 한다(증상이나 치료 방침에 따라서는 먹지 말아야 하는 경우도 있다).

〈중급 테크닉 6〉 '작은 요요 현상'을 없애는 비책

체중을 줄이면 우리 몸에서는 "위험해. 다시 돌아가자"고 하는 메커니즘이 생명 유지 차원에서 발동하는데, 이것이 요요 현상이다. 그러나 중급 정도 되면 당황할 필요가 없다.

앞에서도 이야기했지만 요요 현상에는 그냥 '요요 현상'과 '작은 요요 현상'이 있다. 다이어트를 하기 전의 체중으로 돌아가는 것이 요요 현상이고, 거기까지는 가지 않는 것이 작은 요요 현상이다. 이중에서 작은 요요 현상을 일찌감치 해치울 수 있는 작전을 소개한다.

우선은 다이어트 체중표(엑셀)의 연간 그래프(월별)를 주시해본다. 153쪽에 나타낸 나의 연간 그래프를 가지고 설명해보겠다. 다이어트를 시작한 지 3개월쯤 된 5월의 그래프를 보면, 중순 조금 지나서 2킬로그램 정도 체중이 늘어나 있다. 하지만 시작했을 때와 비교하면 3킬로그램 이상

가벼운 상태다. 이것만 알면 문제없다. 지난달보다 체중이 늘어난 것은 좀 속상하지만, 이 정도라면 괜찮다. 속상하다는 생각을 발판으로 삼으면 된다.

이것은 완전히 그래프 효과라 할 수 있다. 기억에만 의존하는 방식을 따르면, 체중이 늘었을 때 그저 한숨만 쉬다가 포기해서 게임 오버로 이어지기 십상이다. "체중을 재면서 일희일비하는 것은 좋지 않다"고 말하는 사람도 있지만, 이것은 해보지 않으면 모른다. 하지만 여기쯤 왔으면 이미 '일희일 비'가 아니라 '일희일 여유' 또는 '일희일 자신감'이다. 여유와 자신감이 있기 때문에 헤쳐나갈 수 있다.

그리고 뇌의 힘을 최대한 이용하자. 요요 현상이란 생명체가 생명 유지를 위해서 발동시키는 메커니즘이라면, '생명체로서의 인간'이 아니라 '인간으로서의 인간'이 그것을 이길 수 있다. 그것은 뇌의 힘을 어떻게 이용할 것인가에 달려 있다. '여기까지 와서 포기하면 아깝지'라든지 '건강을 위해서라도 여기까지만 하자'는 생각이 들면 된다. 요컨대 '요요 현상까지 가도록 내버려두지 않겠다'는 의식만 있으면 '작은 요요 현상'은 이기게 되어 있다는 말이다. 다만 그와 관련된 의식은 되도록이면 말로 드러내 표현하도록 하자. 예를 들면 피하지방이 줄어들어 얇아진 배를 만지는 것이 기분 좋다거나, 허리를 90도 꺾어도 숨 쉬기가 괴롭지 않아서 좋다고 말이다. '대뇌가 느끼는 의식'이 '생명체로서의 뇌'를 이길 때 요요 현상은 결코 일어나지 않는다.

급격하게 줄어든 것은 다시 급격하게 되돌아온다. 반대로 말하자면, 긴 시간에 걸쳐 줄인 것은 다시 늘어날 때도 천천히 늘어난다. 그러므로 오랫동안 천천히 여기까지 온 중급자라면, '작은 요요 현상'을 두려워할 필요가 없다.

〈중급 테크닉 7〉 자기의 '체중의 역사'를 알자

그런데 나이가 들면서 나는 왜 살이 쪘을까? 그 이유를 아는 것이 의외로 중요할 수 있다. 언제부터 살이 쪘는지를 알면 답이 나올 것이다.

〈표 7-1〉은 내가 방송국에 입사했을 때부터 지금까지 해마다 봄에 실시했던 건강검진에 나타난 체중의 변화다. 그런데 이렇게 그래프를 만들어놓으니 보는 재미가 있었다. 학교 다닐 때 기록은 전혀 남아 있지 않지만, '나는 60킬로그램을 넘은 적이 없다'고 계속 생각해왔다는 기억은 남아 있다. 32세였던 1996년 이후로는 다이어트 실험을 되풀이해왔기 때문에 실제 체중은 더 들쭉날쭉할 것이다.

이 그래프를 가만히 보고 있노라니 여러 가지 생각이 떠올랐다. '옛날에는 확실히 말랐었어!', '졸업 즈음에는 스트레스 때문에 살이 찐 게 틀림없어', '이때쯤부터 살이 쪘구나' 등등. 그런데 이런 생각을 하다 보면, 누구나 목표 체중으로 삼고 싶은 수치가 떠오를 것이다. 가장 바람직한 것은 학생 때의 체중이겠지만, 거기까지는 바라지 않아도 좋다. '최소한 신혼 때'라든지 '적어도 사회 초년병 시절'이라든지 목표를 정하고 싶어진다. 막연히 3킬로그램 또는 5킬로그램 감량하겠다는 목표를 정하는 것보다는 훨씬 실감나지 않을까?

만약 혈액 검사에서 문제가 있다고 나온 사람이라면, 언제부터 그 문

〈그림 7-1〉 나의 22세부터 44세까지의 체중 변화표(건강검진)

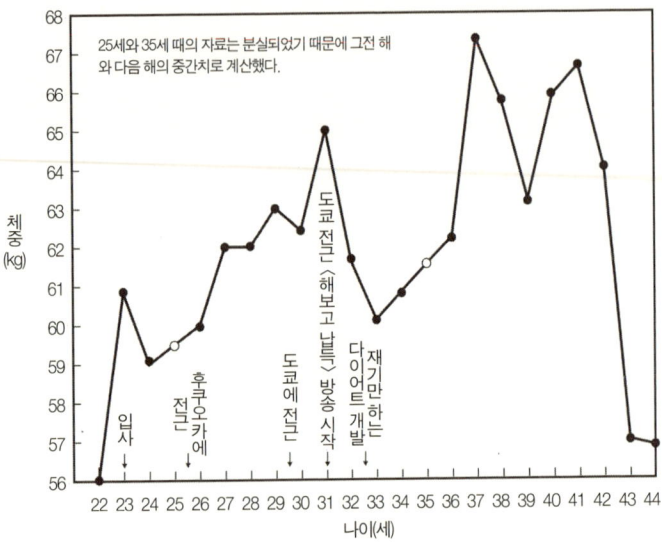

술맛을 알게 된 데다 지방으로 전근을 한 것이 뚱보가 된 계기인 듯.

〈그림 7-2〉 어느 지역 남성 공무원들의 22세부터 45세까지의 체중 변화표

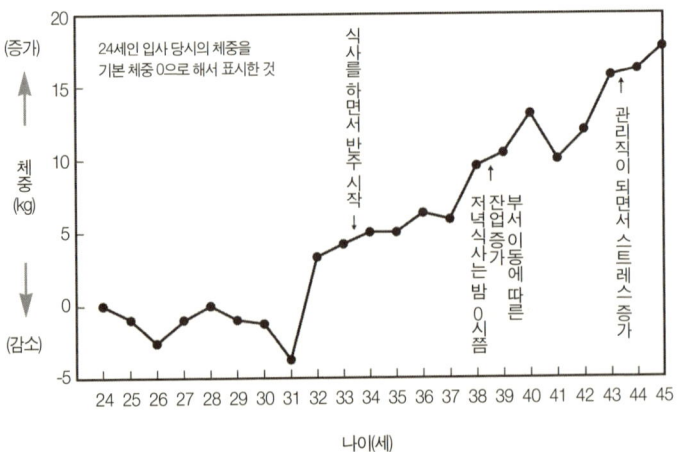

제가 시작되었는지도 함께 생각하면 좋을 것이다. 내 경우에는 걸리는 것이 없었지만, 아무래도 살이 쪘을 때는 혈압과 중성지방이 높게 나타나는 경향이 두드러졌다.

〈그림 7-2〉는 남성 공무원(대사증후군 해당자)들의 체중 변화표다. 역시 젊었을 때는 체중이 대개 일정한데, 30대 후반이 되면서 체중이 늘어난 것을 알 수 있다. 아주 전형적인 형태라 하겠다. 1년에 1킬로그램이라고 할 때, 1킬로그램은 사실 하룻밤 사이에도 왔다 갔다 하는 정도인데, 그것이 쌓이고 쌓이면 이렇게 되는구나 싶다. 체중과 혈당치의 관계를 빨리 깨닫는다면, 최소한 대사증후군은 막을 수 있을 것이다.

이렇게 자기 체중의 연대표를 만들어보자. 직장인이라면 매년 건강진단을 하게 되어 있으므로 자신의 과거 체중 기록을 구할 수 있을 것이다.

〈중급 테크닉 기타〉 체중이 잘 안 줄어드는 사람은 '계단 작전'을

"하라는 대로 했는데도 전혀 체중 변화가 없어요." "처음에는 잘되더니 더 이상 안 내려가요." 이렇게 투덜거리는 사람이 있다. 이런 사람은 마음속 어딘가에 '재기만 하면 살이 빠질 것'이라는 생각이 딱 달라붙어서 안 떨어지는 경우다. 앞에서 말했듯이 그건 오산이다. 지금까지 많은 사람들의 그래프를 봐온 경험에 따르면, 정체 상태에 쉽게 빠져버린 사람도 사실은 '좋은 징조'를 나타내고 있다고 볼 수 있다. 왜냐하면 이런 사람들은 '유지하는 것이 특기'이기 때문이다.

그래프가 보기 좋게 들쭉날쭉하면서 우하향하는 것이 가장 이상적이겠지만, 체질이나 성질에 따라 그렇게 안 되는 사람도 있다. 그러므로 일단 유지는 잘하는 사람이라면 이런 방법도 있다. 며칠에 한 번씩 다소 열심히 노력하는 날을 정하고(1~2일) 그런 다음에 바로 그 상태를 유지하는 체제로 들어간다. 그리고 그것을 되풀이한다. 즉 그래프를 계단 모양으로 떨어뜨려 가는 방법을 쓰는 것이다. 나도 다이어트 고수가 된 이후로 자주 사용하고 있는 방법인데, 익숙해지면 꽤 효과가 있다. 정체가 길어지는 구간은 쉬어가는 곳으로 삼자.

다이어트를 한다면서 가끔은 조금 노력하는 날을 정할 수도 있을 것이다. 그렇게 하고 나서 다음 날 V자를 그리며 회복되는 일만 없도록 하면 된다. 단, 초심자는 요요 현상이 습관화되는 경우가 있으므로, 그걸 따라 하면 안 된다. 그다음 날 찾아오는 배고픔을 가볍게 뛰어넘는 요령을 소개하겠다.

고수가 되었다면 ─
상급자용 고급 테크닉 여덟 가지

〈상급 테크닉 1〉 배고픔을 즉시 진압하는 테크닉

다이어트의 가장 큰 적은 맛있는 음식이 아니라 '배가 좀 출출하다는 신호'다. 이럴 때 효과가 있는 것이 이미지 트레이닝이다. 몸 안에서 지방이 연소되는 과정을 상상해보는 것이다. 해보면 알겠지만, 배고픔을 즉시 가라앉히는 놀라운 효과가 있다.

배가 출출할 때는 뇌의 시상하부라는 곳에서 "혈액 속에 에너지가 부족하니까 뭔가 에너지가 될 만한 것을 보충하라"는 명령을 내린다. 그러면 대뇌가 이것을 알아차리고 몸에 "뭔가를 먹어라"는 지시를 내린다. 이때 뭔가를 먹는 것이 초심자의 비애라 하겠다. 이런 사태를 방지하고자 만들어낸 테크닉이 '배고플수록 운동하기'다.

본래 배가 고프다는 것은 혈액 속에 에너지가 부족한 상태를 말한다. 그런데 이때 운동을 하면 더 많은 에너지가 필요해진다. 몸의 입장에서 보면 비상사태다. "이건 뭐냐! 안 그래도 에너지가 부족한 판인데!" 하는 소리가 절로 나온다. 새로운 에너지원이 공급되지 않는 상태에서 대량의 에너지가 필요해지므로, 뇌의 사령부에서는 별도의 대책을 강구해야 한다. 그리하여 "할 수 없다. 창고에 비축해놨던 것을 가져다 써라!" 하는 명령이 떨어지고, 이로써 창고에 쌓여 있던 것(내장지방이나 피하지방)이 줄어들게 된다. 몸속 창고에 쌓여 있던 지방이 점점 밖으로 방출되고 있는 장면을 상상하면서 운동을 해보자. 진짜로 기분이 좋아진다. 게다가 배고픔이 사라지는 보너스까지 따라온다. 이 과정을 좀 더 따라가 보자. 먼저 뇌의 시상하부가 이런 상황을 인식하고 "뭐야? 에너지 있잖아!" 하게 된다. 그러면 대뇌도 "안 먹으면 큰일 날 줄 알았는데, 괜찮네" 하는 판단을 내리고 뭔가를 먹으라고 했던 명령을 철회한다. 결국 배고픔이 가라앉고, 아무것도 먹지 않아도 되는 것으로 마무리된다.

이것은 단순한 망상이 아니다. 실제로 우리 몸 안에서 일어나는 일이다. 운동할 때 분비되는 호르몬인 아드레날린이 바로 '창고에서 꺼내서 쓰라는 명령' 그 자체다. 혈당치를 높이고 배고픔을 없애는 작용을 하는 것이 아드레날린이기 때문이다.

창고에 쌓여 있던 지방을 꺼내오는 상상을 하면, 배가 출출할 때 대처하는 방식이 달라진다. 꺼내온 지방이 연소되는 과정을 상상하면서 운동을 하게 되면 즐거움이 배가된다. 뿐만 아니라 단지 지방을 빼려고 운동하는 것에 비해 훨씬 오래 지속할 수 있다. 한번 생각해보라. 내장지방은 본래 배고플 때 가져다 쓰려고 쌓아놨던 것이 아닌가! 배가 좀 출출할 때야말로 바로 절호의 기회다. 이런 사실을 뻔히 알면서도 뭔가를 먹는다면 정말 바보 같지 않은가? 그리하여 알아두면 유용한 마법의 주문이 탄생한다.

"좋다. 창고에서 갖다 쓰자!"

운동해야 한다는 생각은 드는데 엉덩이가 한없이 무거울 때, 즉각 효과를 발휘하는 주문이다. 배고픔을 가라앉히기 위한 운동은 아주 조금만 해도 된다. 심장이 가볍게 두근거릴 정도로 말이다. 나는 계단을 3층 높이 정도는 통통통 가볍게 뛰어오른다. 그러면 빵을 파는 코너도 가볍게 무시하고 내려올 수 있다.

귀가 쫑긋해지는 최신 정보 하나 더. 209쪽에서 소개한 슬로 트레이닝을 이렇게 배가 좀 출출할 때 하면 효과 만점이다. 성장호르몬이 더 많은 지방을 창고에서 꺼내 쉽게 쓸 수 있는 형태로 만들어주기 때문이다. 이 효과는 3시간 동안 지속되므로, 이 사이에 '크게 걷기' 같은 유산소 운동을 하면 창고 정리 효과를 더욱 높일 수 있다.

〈상급 테크닉 2〉 화장실 용무와 관련된 테크닉(위대장반사를 이용한 은밀 테크닉)

이것은 내가 고안해낸 비상용 은밀 테크닉인데, 이 자리를 빌려서 공개할까 한다.

"어제는 달콤한 음식의 유혹에도 안 넘어갔고 운동도 그럭저럭 잘했으니 오늘 아침에는 틀림없이 좋은 일이 있을 거야" 하고 화장실에 갔는데, 이게 어쩐 일인지 "어라? 소식이 없네?" 하는 경우가 종종 있다. 오늘은 틀림없이 소식이 올 텐데 이상하다 싶지만 어쩔 수 없는 노릇이다.

체중을 재보면, 역시나 속상하게도 안 줄어들어 있다. 그리고 나서 아침 식사를 하면 슬슬 신호가 온다. 그리고 천연덕스럽게 나와주시는 것이다. "지금 나오면 어쩌자는 거냐?"고 시비를 걸고 싶어도 이미 버스는 떠났다. 이럴 때 사용하는 화장실 용무용 필살기가 바로 이 테크닉이다.

대개는 신문을 갖고 화장실에 들어가 장기전을 펼치거나 바닥에 쭈그리고 앉아서 펼쳐놓은 신문을 보며 소식을 기다릴 것이다. 그렇게 해도 안 된다면, 인체의 생리적 메커니즘을 충실하게 반영하는 '위대장반사' 작전으로 들어가자. 그러려면 과감한 발상의 전환이 필요하다. 간단히 말하자면 '먹은 다음에 나와도 된다'는 것이다.

위대장반사라고 했는데, 반사라는 말을 사전에서 찾아보면 이렇게 나온다. '외부의 자극으로 일어난 생체 내부의 흥분이 대뇌까지 전달되지 않고 척수와 같은 곳에서 되돌아와, 의식과 무관하게 즉시 특정 응답을 일으키는 것.' 예를 들면 무릎 바로 아래를 톡톡 치면 다리가 튕겨 오르듯 움직이는데, 이것이 반사다. 이와 마찬가지로 아침에 위에 음식물이 들어오면 자극을 받아서 아직 잠에서 덜 깬 대장이 갑자기 활동을 개시한다. 반사적인 결과로 대변을 밀어내게 되는 것이다.

이런 작전을 펼칠 때는 아침에 모두 3회 체중을 잰다. 구체적으로는 다음과 같다.

① 아침식사 전, 배변 전 ② 아침식사 후, 배변 전 ③ 배변 후.

그런 다음 ②의 체중에서 ③의 체중을 뺀 수치(즉 대변의 무게)를 ①의 수치에서 빼면, 오늘 아침 가장 몸이 가벼웠을 때의 수치, 즉 '아침식사 전, 배변 후'의 체중을 얻을 수 있다.

이 작전의 좋은 점은, 인체의 신기한 메커니즘까지 총동원해가면서 그래프를 그리려고 하는 자기 자신이 한없이 기특해 보인다는 것이다. 대장이 변을 밀어내는 운동(연동운동)은 불수의운동으로, 자신의 의지대로 움직이거나 멈추게 할 수 없다. 그런 것을 자신의 뜻에 맞추어 조절하는 것이니, 체중 조절도 못할 것이 없지 않을까?

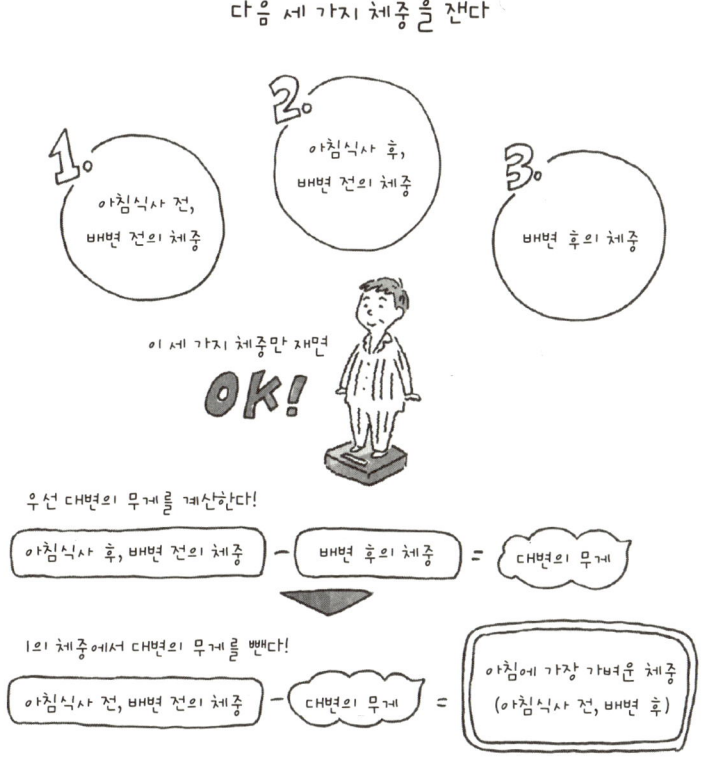

사실 이런 것을 스스로 터득하며 발견하는 기쁨이 꽤 쏠쏠한데, 공개해버리고 말았다. 그러나 이것뿐 아니라 자주 체중계 위에 올라가서 "화장실 한 번 갔다 왔는데 이렇게나 다르다니!" 또는 "용무를 아주 크게 봤는데 별로 안 줄었네?" 하는 사실을 발견하는 기쁨을 누리길 바란다. 그런 사람이야말로 성공이 머지않았다. 그러다 보면 작은 용무를 보고 나서도 체중이 얼마나 줄어들었는지를 가늠할 수 있게 된다. 이쯤 되면 가히 신공의 경지에 이른 것이다.

〈상급 테크닉 3〉 감자칩으로 살 빼는 방법

배가 출출할 때는 기본적으로 운동을 해서 분위기를 바꾸는 것이 좋지만, 아무리 해도 허기를 달래지 못할 때가 있다. 이럴 때는 이런 방법을 쓰자.

감자칩 한 봉지를 다 먹는 것이다! 다들 알겠지만, 감자칩이 못 견디게 맛있을 때가 있다. 일단 먹기 시작하면 "안 되는데, 안 되는데……" 하면서도 자꾸만 손이 간다. 그럴 때는 한 봉지 다 먹어버리자. 그러면 그다음에 후회가 밀물처럼 밀려들 것이다. 이런 후회스러움에 휩싸이게 되면 자연히 식사량을 줄이게 되므로, 이게 꽤 괜찮은 전략이다. 어떤 다이어트 책에는 자꾸만 손이 가는 감자칩에 물을 부어버리는 신공이 소개되어 있었다. 나는 거기에 크게 감동을 했는데, 어느 쪽 방법을 쓰든 상관없다 (나로서는 절대로 불가능한 일이지만 말이다).

감자칩 한 봉지를 다 먹으면 배가 부르다는 것도 장점이다. 게다가 기름기가 많아서 속이 더부룩하기 때문에 당분간 식욕이 달아난다. 저녁 4시쯤에 감자칩 한 봉지를 먹었다면, 죄책감까지 발동해서 저녁 9시나 10시까지는 별로 배가 고프지 않을 것이다. 뒤늦게 배가 출출해지더라도 다음 날 아침에 어떤 일이 일어날지를 생각하면서 식욕을 참게 된다. 먹더라도 공복감을 달래는 정도(예를 들면 사탕 1~2개라든지)에 그치게 된다. 물론 다음 날 아침에 뿌듯함이라는 보상이 기다리고 있다.

사실 감자칩 한 봉지의 무게는 100그램 정도에 지나지 않는다. 무게가 별로 안 나가기 때문에 다음 날 아침 체중이 쑥 줄어들어 있는 것이다. 칼로리가 높다고 해도 꽤 먹었다는 느낌이 드는 것에 비하면 500칼로리 안팎이다. 저녁을 제대로 먹었다면 800칼로리 정도는 되었을 텐데, 그에 비하면 훨씬 적은 것이다.

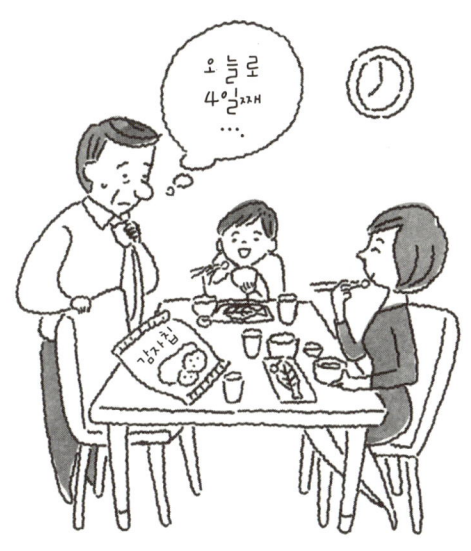

이것은 내가 여러 번 감자칩 한 봉지를 다 먹고 나서 발견한 비법이다. "다이어트 중인데 큰일 났네" 싶은데 뜻밖에도 성공으로 가는 길이었던 것이다.

이 비법을 일부러 상급 테크닉에 넣은 이유가 있다. 감자칩 한 봉지를 다 먹고도 저녁까지 먹을 가능성이 높은 초심자에게는 위험천만한 방법이기 때문이다.

〈상급 테크닉 4〉 걸으면서 하는 '도보 복근 운동'

203쪽에서 복근 운동을 시작하는 시기에 관해 이야기했지만, 또 한 가지 기막힌 작전이 있다. 걸으면서 하는 '도보 복근 운동'이다. 무슨 소리냐고 묻지 말고 잘 들어주시라. 정말로 효과가 있으니 말이다.

방법은 간단하다. 걸으면서 배에 꽉 힘을 주는 것뿐이다. 복식호흡을 하면 더욱 좋다. 더 자세히 설명하자면, 하나, 둘, 셋, 넷, 다섯째 걸음까지 숨을 들이쉬고, 여섯 번째 걸음부터 내쉬면서 다시 열 걸음을 가는 것이다. 이때 마음속으로 숫자를 세어가면서, 배 안에 공기를 남김없이 내보낸다는 기분으로 배에 힘을 준다. 배 전체가 납작하게 줄어드는 느낌이 아주 기분 좋다.

있는 힘껏 배에 힘을 주면서 배 속의 지방세포에서 기름방울을 쥐어짠다고 생각해보자. 그리고 그 기름방울을 혈액 속으로 내보내 연소시키는 장면을 상상해보자. 어떻게 기분이 안 좋을 수 있겠는가? 숨을 들이쉴 때는 특별히 들이쉰다고 의식하지 말자. 자연스럽게 공기가 들어오는 것을 살짝 도와준다는 기분으로 배를 내밀면 된다.

그렇게 하면서 자연스레 배를 풀어주었다가 다시 조인다. 길을 걷다가 횡단보도 같은 데서 멈춰 섰을 때 해도 좋다. 꾸준히 하다 보면 꽤 운동이 된다는 것을 알 수 있다. 무엇보다도 자기가 열심히 노력하고 있다는 것을 실감할 수 있고, 그 만족감에서 더 한층 의욕이 샘솟는다는 것이 도보 복근 운동의 장점이다.

이 운동은 특히 정체기에 효과가 있다. '체중을 재기만 하는 다이어트'도 오래 하다 보면 마음가짐이 좀 흐트러지는 정체기를 맞이하게 되는데, 그럴 때일수록 고맙게 느껴지는 운동이다.

(도보 복근 운동은 지나치게 많이 하면 어지러움을 느낄 수 있다. 한 번에 하는 횟수는 3~5회로 정하고, 조금이라도 이상이 느껴지면 곧바로 중단하기 바란다.)

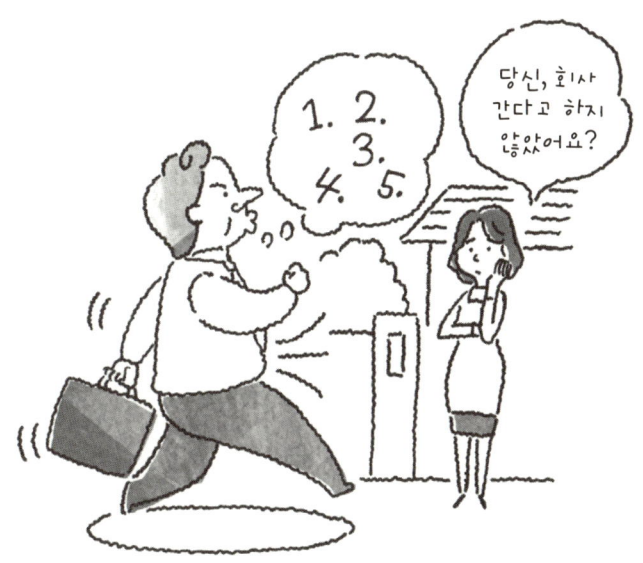

〈상급 테크닉 5〉 술은 항상 맥주 노선으로

사회생활을 하다 보면 도무지 술자리를 피할 수 없는 경우가 생긴다. 그럴 때는 맥주 노선을 따를 것을 추천한다.

나는 일본 전통술을 좋아하는데, 전통술에 곁들이는 안주가 한층 더 맛나게 느껴져서 자꾸만 먹게 된다. 그런데 맥주는 금방 배가 불러 안주를 많이 먹을 수 없다. 또 맥주는 첫잔이 가장 맛이 있고, 많이 마실수록 점점 맛이 없어진다. 그리고 술이 맛없으면 안주에도 손이 덜 가게 된다. 내가 맥주를 권하는 데는 이렇게 단순한 이유가 있다. 맥주에 안 어울리는 안주를 주문하는 것도 좋은 아이디어다. 치킨 같은 것 말고 생선구이나 야채를 곁들이면, 칼로리가 낮고 건강에는 좋은 반면 술과는 영 어울리지 않으니 금상첨화다. 맥주를 마실 때는 생맥주가 좋다. 그래야 옆에서 계속 따라주는 일이 없을 테니 말이다.

비장의 테크닉이 또 하나 있다. 맥주와 함께 물을 주문하는 것이다. 왜냐고? 위스키와 달리 맥주와 물을 같이 마시면 굉장히 맛이 없기 때문이다! 모처럼 즐거운 자리라면 그럴 필요까지는 없겠지만, 내키지 않는 자리라면 꼭 시험해보길 바란다.

체중 변화 그래프를 출력해서 가지고 다니는 것도 좋은 방법이다. 직장 동료한테 자랑도 하고 "그러니까 너무 먹지 않도록 도와줘" 하고 부탁할 수도 있으니까 말이다(술자리 동료가 누구냐에 따라 역효과가 날 수도 있겠지만).

〈상급 테크닉 6〉 사전에 두유 투입 작전 – 술자리 이야기에 덧붙여

술을 끊임없이 권하는 사람과 함께하는 술자리라면 아무래도 오늘은 좀 마시겠다 싶은 예감이 든다. 이럴 때는 미리 두유를 하나 사서 위장에 투입하는 작전이 있다. 나는 이렇게 해서 덕을 좀 봤다.

두유는 여러모로 유용하다. 건강에도 좋지만, 칼로리가 별로 높지 않은데도 포만감을 준다. 그 때문에 맥주 첫잔조차 맛이 없는 것 같고, 식욕도 확실히 덜 느낀다. 그러다 보면 맛도 없는 술을 마시면서 돈을 쓰는 것이 바보 같다는 생각이 들어 술자리를 줄이게 된다. 당연히 술값도 아낄 수 있어 경제적이다.

그러나 이것은 어디까지나 그저 그런 술자리에 갈 때의 이야기다. 정말로 즐기고 싶은 자리라면 잘 먹고 마시기 바란다(물론 의사의 경고를 받은 사람은 예외다). 그리고 나서 너무 잘 먹었다 싶은 날에는 핑계를 대면 된다. 이런 날을 위해 평소에 준비하고 있었다고 생각하면, 그것도 좋지 않을까? 즐거운 술자리를 위해서 다이어트를 한다는 것, 나는 아주 건전한 사고방식이라고 생각한다.

〈상급 테크닉 7〉 지방을 쉽게 연소시키는 '일단 빨리 걷기'

유산소 운동을 하면 지방 연소가 잘된다고 한다. 이때 심박수는 1분에 110~120회가 되어야 한다고 한다. 대체로 가슴이 콩닥콩닥 뛰고 가볍게 숨이 찬 상태다. 그런데 보통 속도로 걸어서는 그런 상태에 도달할 수 없다.

그렇다고 계속 조깅을 하는 것도 쉬운 일이 아니다. 이때 너무 힘들이

지 않으면서 지방 연소 효율을 높이는 방법이 '일단 빨리 걷기'다.

처음에는 30초에서 1분 정도도 괜찮으니 빠른 속도로 걷기 시작한다. 차츰 가슴이 콩닥콩닥 뛰고 숨이 차오면 보통 걸음으로 전환한다. 심박수는 한번 올라가면 걷는 속도를 낮추어도 금세 떨어지지 않는다. 그렇게 심박수가 올라간 상태에서 한참 걷는다. 그러다가 숨 쉬기가 편안해지면 다시 빠른 속도로 걷기 시작한다. 이렇게 하면 지방을 잘 연소시키면서도 그리 힘들지 않게 걷기 운동을 할 수 있다.

여기에다가 효과를 더욱 높일 수 있는 이미지 트레이닝을 소개하겠다.

아주 중요한 이야기인데, 지방을 줄일 수 있는 유일한 방법은 이산화탄소를 배출하는 것이다. 즉 호흡을 해야 한다는 말이다. 숨이 차면 체중이 감소하는 이유에 대해서 설명해보기로 하자.

우리 몸은 체온을 유지하기 위해 조금씩조금씩 지방을 태우고 있다. 운동을 하면 지방이 더 많이 연소된다. 포도당을 태우건 지방을 태우건 나무를 태우건 그 과정은 다 똑같다. 나무는 주성분인 셀룰로오스가 열로 분해되면, 그 속에 있던 탄소가 산소와 결합해 이산화탄소가 되면서 연기와 함께 사라진다. 한편 지방은 탄소와 수소와 산소와 인으로 되어 있는데, 인은 다른 형태로 배출되지만 탄소는 마찬가지로 산소와 결합해서 체외로 배출된다.

그런데 산소 분자 O_2의 분자량은 32이고, 이산화탄소 CO_2의 분자량은 44이다. 즉 산소보다 이산화탄소가 더 무겁다. 그래서 숨을 쉬면서 32짜리를 들이마시고 44짜리를 내놓으면 가벼워지는 것이다. 다시 말해 산소를 많이 들이마시고 그만큼 이산화탄소를 많이 내쉴수록 체중이 줄어든다는 이야기다(내쉬는 공기에 포함되어 있는 산소의 비율 같은 복잡한 계산은 생략하겠다. 상상력이 더 중요하니까).

숨이 찰 때, 산소와 결합한 지방 찌꺼기가 연기처럼 몸 밖으로 빠져나간다고 상상해보라. 들이마신 공기가 조금씩조금씩 지방을 떼어 밖으로 배출하고 있다고 상상해보라. 근육 트레이닝을 해도 심박수가 올라가지만 오래 유지되지는 않는다. 유산소 운동이 좋은 것은 그런 상태를 계속 유지할 수 있기 때문이다. 이런 이야기를 들으면 자꾸 호흡을 하고 싶어지지 않는가? '일단 빨리 걷기'를 하면, 지방이 조금씩 연소되면서 체중이 감소하는 것을 실감할 수 있다.

한편 운동할 때 사용되는 에너지원이 포도당이냐 지방이냐를 따지기도 한다. 20분 이상 운동해야만 그다음부터 지방이 연소된다고 하는데 이것은 잘못된 정보다. 조금이라도 효율을 높여서 지방을 태우고 싶은 마음이야 인지상정이니 이해가 된다.

하지만 지방이 타든 포도당이 타든 아무려면 어떤가? 뭐가 타든지 간에 지방은 틀림없이 줄어들 텐데 말이다. 포도당이 많이 타고도 모자랄 것 같으면, 우리 몸은 지방을 분해해 포도당을 만든다. 어차피 남아도는 포도당을 지방으로 바꾸어 저장해놨던 것이 아닌가? 게다가 걷기 운동을 30분 했을 때 지방이라면 18그램이, 포도당이라면 31.5그램이 줄어든다는 계산이 나올 뿐이다. 실제로 우리 몸에서는 항상 지방과 포도당이 연소되고 있다. 그 비율이 다소 달라진다고 해도 그리 큰 변화가 나타나는 것은 아니다.

〈상급 테크닉 8〉 체중 유지는 바이메탈 기능을 응용하자

흔히 체중을 줄이는 것보다 유지하기가 더 어렵다고 말한다. 맞는 말이다. 그러나 이것은 일반론일 뿐 '체중을 재기만 하는 다이어트'의 경우에는 그만두지만 않으면 쉽게 유지할 수 있다. 앞에서 소개한 하라스마 다이어트의 사례를 보아도, 참가자들은 90일간의 실험 기간이 끝난 후에도 체중 재기를 계속해 체중을 더욱 줄여가고 있었다.

〈그림 7-3〉은 나의 체중 유지 상황을 그래프로 나타낸 것이다. 2006년 9월쯤부터 체중 감소가 멈춘 후, 거의 10개월 동안 오르락내리락을 반복하고 있다. 전달보다 거의 매일 더 나갔던 시기도 있고, 그런가 하면 열심히 감량했던 시기도 보인다.

결국 체중을 유지하는 요령은 그냥 '적당히' 하면 된다는 것이다.

내 체중을 보면 9월 말에 55킬로그램으로 줄었다가 그 후 여러 차례 59킬로그램에 육박한 것을 알 수 있다. 그사이에 심하게 오르내린 것처럼 보이는데, 사실 그것은 그래프의 폭이 좁기 때문이다. 그래도 다이어트 전에는 체중이 69킬로그램이었으니 10킬로그램 이상 차이가 나는 셈이다. 이렇게 유지하는 것은 전혀 어렵지 않다. 왜냐하면 체중이 아주 천천히 줄어들었기 때문이다. 한동안 그 체중을 유지하면 그것이 몸에 정착해, 조금 잘못되더라도 별다른 변화를 보이지 않는 성질을 갖게 되는 것이다.

이것을 바이메탈에 비유해서 설명할 수 있다. 바이메탈은 전기 주전자 같은 전열 기구에 붙어 있는 온도 조절 장치인데, 센서가 자동으로 작동한다. 내 경우를 예로 들자면 체중이 62~63킬로그램까지는 괜찮다고 생

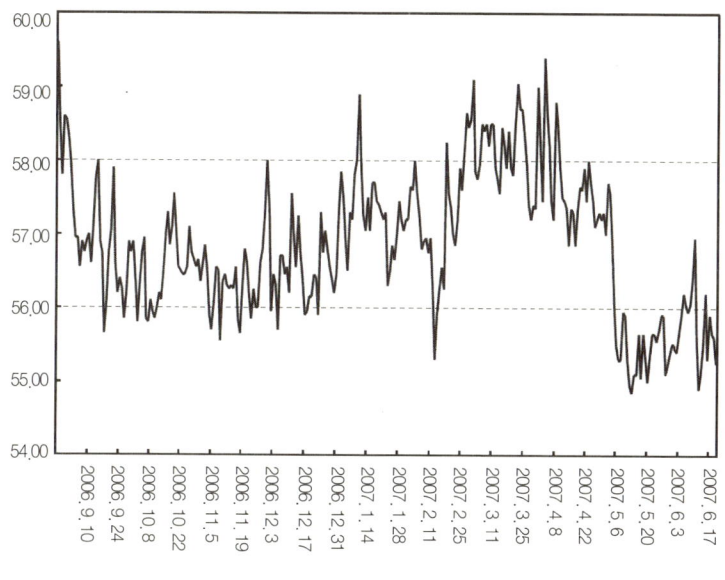

〈그림 7-3〉 나의 연간 체중 그래프(누계) * 일부 발췌

시작할 때는 69킬로그램이었다.

각하지만, 이왕이면 50킬로그램대를 유지하고 싶어서 59킬로그램을 기준치로 설정했다. 59킬로그램이 넘어가면 조금만 잘못해도 금세 60킬로그램대로 들어설 위험이 있고, 그렇게 되면 "그래? 그럼 그만두지 뭐" 하고 포기해버릴 수 있기 때문이다. 그래서 59킬로그램이 될 것 같으면, "앗! 위험! 내일까지 줄여야겠다" 하는 반응 행동을 하도록 설정해놓았다.

고수가 되면 하루 50그램이나 100그램 줄이면 된다는 초심자용 기준이 필요 없게 된다. 500그램이나 800그램 정도는 가볍게 줄일 수 있기 때문이다. 앞에서는 하루 과식한 것을 3일에 걸쳐서 회복하면 된다고 했지만, 고수의 몸은 3일 동안 늘어난 것을 하루 만에 해결하는 과감한 방식을 수행할 수 있다. 체중이 좀 늘었다고 해도, 지방이 축적되었다기보다는 임시 보관소에 조금 많이 쌓아놓았다고 생각하면 된다. 김이 샐 정도로 간단하고 가뿐한 처리 방식은 누구나 해보면 알 수 있다.

맛있는 것을 실컷 먹고 싶은 욕망은 완전히 떨쳐버리기 어렵다. "으으, 참는 게 괴롭다" 하는 것도 괴로움 반, 즐거움 반인 것이다. 고수의 경지에 오르면 맛있는 것을 볼 때마다 그 참기 어려운 쓴맛조차 즐길 수 있게 된다.

어쩌면 건강을 위해서 다이어트를 하는 것이니 규칙적인 식생활을 해야 한다고 고지식하게 생각하는 사람도 있을지 모르겠다. 하지만 그런 생각을 가지고 다이어트를 하다가 좌절하는 것과 '지킬 것만 지키고 나머지는 대충 하는 방식'으로 하면서 좌절하지 않는 것 중에 어느 쪽이 더 좋을까? 두 가지를 저울에 올려놓고 어느 쪽으로 기우는지 잘 판단해보기를 바란다.

〈상급 테크닉 번외편〉 이것이 최고다! 맛보기 다이어트란?

맛보기라고 했지만 먹는 이야기가 아니다. 그러면 무엇일까?

서점에 가면 다이어트 책이 정말 많은데, 거기서 좋은 것만 골라서 맛을 보자는 것이다. 그중에는 근거가 불분명하거나 터무니없는 내용도 많다. 그런데도 그렇게 사람들이 몰려드는 걸 보면 어떻게 생각해야 할지 모르겠다. 그러니까 정말로 좋은 것만 골라서 맛보기를 해보자. 심심풀이 삼아 '작은 요요 현상'을 물리치는 데는 적격일지도 모르겠다.

그러나 이것도 상급자에게만 권하는 방법이다. 내가 제2장에서 무시했던 다이어트법 속으로 순진한 초심자들을 밀어 넣을 수는 없으니까 말이다. 여기까지 잘 읽어왔고 순조롭게 체중을 줄여가고 있는 사람이라면 괜찮다. 몸매만 생각하지 않고 건강을 목적으로 진지하게 노력하는 즐거움을 아는 사람들에게는 문제가 없다.

물론 개중에는 제대로 된 연구를 바탕으로 독자들의 건강에 도움이 되는 책들도 있으니, 요리 레시피나 요가 등은 참고해도 좋을 것이다. 블로그에 올려놓은 체험담 중에도 자신에게 맞는 것이 있을지 모른다.

자기도 모르게 느슨해져서 체중 그래프가 올라가고 있다거나 잠시 슬럼프에 빠졌다거나 할 때, 이런 것들을 골라 맛보기로 해보는 것도 괜찮은 방법이다. 이런 말을 하는 것은 그만한 근거가 있기 때문이다.

요 몇 년 사이에 많이 팔린 다이어트 책들을 한번 훑어보기 바란다. 엉덩이를 열심히 돌리는 방법, 바나나만 먹는 방법, 일일이 기록하는 방법 등등 각양각색이다. 그런데 이런 모든 것들이(또는 살짝 겉모습만 바꾸어서) 사실은 '체중을 재기만 하면 되는 다이어트법'을 바탕에 깔고 있다. 실제로 읽고 비교해보면 잘 알 수 있다.

그렇다. 결국 모든 다이어트는 지속할 수 있느냐 없느냐가 관건이다. 그런데 이 문제를 깨끗이 해결한 것이 조금씩이라도 체중이 줄어드는 기쁨을 직접 눈으로 확인할 수 있는 '체중을 재기만 하는 다이어트법'이다. 이 방법이야말로 유일하게 지속적인 실천이 가능한 다이어트다. 그런 의미에서 최강의 '다이어트 유지법'이라고도 할 수 있다.

다이어트 광고를 보면 있는 말 없는 말을 다 갖다 붙이면서 굉장한 효과가 있다고 선전하는데, 내용을 들여다보면 수상쩍기 이를 데 없다. 그러니 적당히 괜찮은 것을 골라 정신적인 즐거움으로 이용해보는 것도 좋을지 모르겠다. 사람들이 열심히 쫓아다니는 것을 그저 보조 수단으로 적당히 대하는 것도 우쭐한 맛이 나고 재미있으니 말이다.

말은 이렇게 하고 있지만, 사실 나는 거짓말과 사기성 짙은 과잉 표현으로 포장된 가짜 다이어트법들을 보면 몹시 화가 난다. 그리고 인간의 약점과 허점을 이용해 돈벌이를 하는 사람들(업자들과 매스컴 포함)을 용서할 수가 없다.

책이든 물건이든 다이어트와 관련된 것들을 이용하고자 할 때는 꼼꼼히, 거듭 살펴보는 지혜가 필요하다. 혹시나 요란한 광고로 유혹하는 다이어트 방법에 관심이 있다면, 어디까지나 맛보기로만 해보라는 것이니 부디 과식은 하지 않기를 바란다.

/에/필/로/그/
다이어트 후에 갖게 되는 새로운 가치관

다이어트를 하면 배가 고프다. 이것은 피할 수 없는 숙명이다. 하지만 실제로 '체중을 재기만 하는 다이어트'를 시작해 본격 궤도에 올라서기만 하면, 그런 것들이 전혀 괴롭지 않다는 것을 몸으로 알게 될 것이다.

뚱뚱하다는 것과 관련해서 깊이 생각해봐야 할 것이 "배가 좀 출출하다"고 하는 것이 아닐까 싶다. 하루 세 끼 식사 외에 짬짬이 입에 넣는 것들은 그대로 배로 가서 쌓인다고 봐야 한다. 그런데 도대체 인간은 언제부터 배가 출출한 상황을 못 참게 된 것일까?

인간이 이렇게나 뚱뚱해지기 시작한 것은 700만 년의 역사 이래 최근 몇 십 년 동안의 일이다. 얼마 전까지만 해도 배가 조금 출출하다고 해서 뭔가를 먹어대는 것은 쉬운 일이 아니었다. 그런데 그게 가능해지면서 동시에 비만의 역사가 시작되었다. 조금 출출할 때의 대처 방법은 앞에서 설명한 바와 같다. 그러나 여기서 이야기하고 싶은 것은, 근본적으로 배가 출출하다는 것이 무슨 수를 써서라도 없애야만 할 정도로 기피해야 할 대상인가 하는 것이다.

공복감이란 무엇인가? 한때는 생명을 유지하는 데 절대 있어서는 안 되는 것이었다. 그러나 그 개념을 뒤집어서 본다면, 지금 같은 포식의 시대에는 오히려 유해 물질을 제거할 수 있는 수단이 될 수도 있지 않을까?

시장이 반찬이라는 말이 있다. 배가 고프면 무엇을 먹어도 다 맛있고, 그래서 결국 과식을 하게 된다. 그러나 이것은 '체중을 재기만 하는 다이어트'를 모르는 사람들의 이야기다. 이 다이어트를 실천하고 있는 사람이라면 '이렇게 맛이 있으니 많이 먹지 않아도 기분이 좋다'고 생각한다. 모처럼 맛있는 음식을 먹는데 내일 아침에 기분 나쁜 결과를 만들고 싶지 않다는 마음이 자연스럽게 솟아나는 것이다. 그러고는 다음 날 아침에 체중계 눈금으로 그 상을 받게 된다(물론 가끔씩 식욕을 이기지 못했다 해도 전혀 자책할 필요가 없다는 것을 알고 있다).

과학적으로 말하자면, 공복감이란 '뇌의 중추가 감지한 혈당 저하 정보'이자 '무엇인가를 먹으라는 대뇌의 명령'이다. 그러나 이와 동시에 '지금 안 먹으면 창고에서 꺼내다 쓸 수밖에 없다는 사실'을 알리는 통보이기도 하다. 창고에서 뭔가를 꺼내 온다는 것은 지방이 감소한다는 뜻이다. 즉 다이어트를 하는 모든 사람이 바라는 일이 이제 막 시작될 거라는 공지사항이다. 막아야 할 대상이었던 '출출한 상태'가 이제는 음식의 맛을 한층 높여줌과 동시에 내일 아침에 즐거운 소식이 기다리고 있다는 사실을 알려준다. 그리고 이런 공지를 매일 받게 될 때, 그 앞에 행복한 인생이 펼쳐지는 것이다.

그리하여 새로운 가치관을 마음에 새기기 위해 기억해두어야 할 말이 있다. '공복은 행복을 알리는 소식'이라는 것이다. 이 말은 우리가 배고플 때 제정신을 잃지 않도록 도와주는 마법의 주문으로서도 놀라운 힘을 발휘할 것이다.

초강력 이미지 트레이닝

세월 가는 것이 참으로 눈 깜짝할 사이라는 말을 많이 한다. 나이를 한 살 더 먹을수록, 그 속도가 점점 빨라진다는 것을 실감할 것이다.

나도 서른 살이 지나고도 한동안은 40대가 되는 것이 까마득히 먼 일인 것만 같았는데, 어느새 눈 깜짝할 사이에 그 나이가 되어버렸다. 똑같은 20년이라도, 지금까지의 20년에 비하면 앞으로의 20년은 그야말로 눈 깜짝할 사이가 될 것이다. 그러므로 더더욱 확실하게 이미지 트레이닝을 해야 할 것이 있으니, 바로 노후에 관한 것이다.

잡념이 끼어들지 않을 시간과 장소를 정해서 실행해보자. 우선 20년, 30년 후의 자신의 주변 환경을 상상해보자. 집이나 방 안의 풍경을 그려보고, 아이들은(손자가 생겼을지도 모른다) 어떤 모습일지 등을 구체적으로 상상해보는 것이다. 아내(또는 남편)의 모습과 마지막으로 자신의 모습도 그려보자. 지금 상상하고 있는 곳에서 함께 행복하게 살고 있을까? 아니면 나만 홀로 다른 곳에 있을까?

다이어트가 잘 진행되어갈 때 저지르기 쉬운 잘못이 있다. 다이어트로 혈관 계통의 질병을 예방할 수 있었다고 하자. 그러나 무리해서 다이어트를 하느라고 영양 균형이 깨지면 어떻게 될까? 예를 들어 칼슘이 부족해진다면, 결과적으로 뼈가 푸석푸석해져서 골절상을 입기 쉽고 자리보전을 하게 되는 일도 일어날 수 있다. 나이가 들면 뭐든지 회복도 더디다는 것을 알아야 한다. 골다공증을 예방하려면 칼슘만이 아니라 비타민 D나 비타민 K도 충분히 섭취해야 한다. 단지 체중을 줄이는 데만 신경 쓰느라 영양소가 부족한 식생활을 하고 있지는 않은지 주의하자.

또 식사량을 줄이는 데에만 의존하고 운동을 게을리 하면 근력 저하를 가져오게 된다. 근력이 떨어지면 자기도 모르는 사이에 걸음걸이가 달라져 발을 크게 들어올리지 않고 걷는 버릇이 생길 수 있다. 이 때문에 발을 헛디디거나 넘어지면 골절상을 입기 쉽다. 또 근력이 부족하면 자칫 균형을 잃고 휘청거릴 때 두 다리로 중심을 잡고 버티지 못해 넘어지기 쉬우며, 그 충격으로 허리나 무릎, 목 같은 관절이 상할 수 있다.

몸이 가벼워지면 운동하는 것이 그리 힘들지 않을 것이다. 적극적으로 몸을 움직이고 운동하자. 노후의 모습을 이미지 트레이닝하면, 지금 자신이 무엇을 해야 하는지 깨닫게 된다.

대사증후군 증상인 뇌졸중이나 심장병, 신장병, 실명 등을 방지하는 것도 물론 다이어트의 목적이다. 그러나 궁극적인 목적은 그 모든 것을 포함해서 건강하게 오래 사는 데 있다. 즉 가족, 친구들과 행복하게 지내는 날들이 조금이라도 더 오래 지속되도록 노력하는 것이다. 그런 의미에서 보면, 지금까지 소개한 이런저런 테크닉보다 더 효과적인 테크닉이 바로 '노후 이미지 트레이닝'일지도 모르겠다.

노후는 금방 다가온다. 60세, 70세가 되는 날은 그리 먼 일이 아니다. 40대라면 충분히 그런 계산이 이해될 것이다. 그래서 다시 한 번 말하고 싶다.

"살 빼는 것의 궁극적인 목적은 살을 빼는 것이 아니다."

그러면 이 다이어트를 통해서 궁극적으로 얻는 효과는 무엇일까?

주목적(건강·장수) 이외에도 여러 가지 놀라운 효과를 얻을 거라고 감히 단언할 수 있다. 게다가 그런 것들은 최종적인 결과로 나타나는 것이 아니라, 다이어트를 시작한 지 3개월이면 나타난다. 그것은 바로 '나 자신을 사랑하게 된다는 것'이다.

일이든 인간관계든 돈이든 하는 일이 모두 술술 잘되고 있는 사람은 소수일 것이다. 잘 안 풀리는 일이 더 많고, 체력도 예전 같지 않으며, 전에는 잘하던 것도 잘하기가 어렵고, 책임질 일은 어깨를 짓누르고, 피로가 쌓이고, 새로운 것에 도전할 용기도 안 나지만, 그런 와중에도 어찌어찌 안간힘을 쓰며 살아가고 있는 것이 중장년의 삶이다.

그러나 중년의 나이가 되었어도, 노력하면 노력한 만큼 바로 눈에 보이는 결과를 얻을 수 있는 것이 있다. 더 노력하면 더 크게 얻을 수 있고, 실패하더라도 반드시 회복할 수 있는 것이 있다. 그리고 매일매일 거두는 그 작은 성공들은 차곡차곡 쌓여 커다란 목표 달성으로 이어지고, 그렇게 하고 있는 것은 다름 아닌 바로 나 자신이다.

아직도 뭔가를 이루어내는 자신의 모습을 발견한다는 것, 그것은 생각보다 파급 효과가 크다. 피트니스센터에 가지 않고도 근육질 몸매를 만들 수 있다고 생각하면, 팔굽혀펴기나 윗몸일으키기도 즐거운 일이 된다. 남 앞에서는 절대로 옷을 안 벗겠다고 생각했는데, 슬슬 생각이 바뀌기 시작한다(물론 수영장이나 바다에서 말이다!). 그리고 새로운 것에 도전하고 싶어진다.

나는 얼마 전에 8년 만에 바위산에 올랐다. 암벽 등반이 다시 하고 싶었다. 8년 전보다 잘 오를 수 있을 것 같은 예감이 들었는데, 역시 생각대로였다. 체중도 20년 전보다 가벼운 상태였다. 예전에는 꿈도 못 꾸었던 루트에도 도전해보고 싶다는 의욕이 마구 솟구쳤다.

의욕은 의욕을 부른다. 일로 바쁜 와중에도 도전해보고 싶은 일들이 마구 떠오르는 것이다(안 그래도 부족한 수면 시간을 쪼개 이 책을 쓰는 것도 이렇게 생겨난 의욕 때문이다).

"'알 수 없는 자신감에 가득 차서 혼자 좋아하는 아저씨'는 좀 봐주기 어려운 대상일 수도 있으니, '주의 요망'이다." 이런 걱정이 들 정도로 기분 좋은 나 자신이, 이 나이가 되어서 될 줄은 꿈에도 생각지 못했다. 그러나 이런 기분은 틀림없이 다른 사람들도 느낄 수 있을 것이다. 바지런히 체중을 재고 그것을 그래프로 옮기는 아주 단순한 일을 꾸준히 한다면 말이다.

'아직도 가능성 있는 나.' 이것이 바로 내가 제안하고 싶은 새로운 가치관이다.

'삶의 기쁨'을 강하게 느꼈기 때문에 더욱 '죽으면 안 된다는 생각'이 들었다. 아무 목적도 없이 그저 타성에 젖어 살아가는 것이 아니기 때문에 죽을 수 없는 것이다. '안 죽는 다이어트'란 말에는 그런 생각이 강하게 깔려 있다.

내가 이 책을 쓰게 된 마음속 이유를 하나 더 이야기하고 싶다.

12년 전에 방송 취재를 하려고 어떤 병원에 간 적이 있다. 커다란 병실에 늘어서 있던 엄청난 수의 신장 투석용 침대와 거기에 누워 있던 사람들을 보았을 때의 충격이란! 다들 한마디 말도 없이 그저 자신의 혈액이 기계를 통해서 투석되기만을 기다리고 있었다. 병실은 말로 표현할 수 없을 만큼 무거운 분위기였다. 그렇게 해서 삶을 이어갈 수밖에 없지만, 그것도 20년이 한계라는 말을 들었을 때, 나는 또 한 번 충격을 받았다.

인생의 마지막 20년을 그렇게 보내야 하는 기막힌 노릇을 뭐라고 설명할 수 있을까? "나처럼 되지 말라고 사람들에게 말하고 싶다"면서 카메라 앞에서 울먹이던 어느 여성의 목소리가 몇 년이 흘렀는데도 이따금씩 머릿속에 떠올랐다가 사라진다.

물론 그 원인이 생활습관 때문이 아닌 사람도 있고, 투석을 받으면서도 밝고 긍정적으로 사는 사람도 있다. 그러나 어떤 식으로든 전달할 방법이 있다면, 그렇게 되지 않도록 하자는 이야기를 반복해서 전달해야 한다는 생각이 들었다.

우리 몸의 장기는 아무 말도 하지 않는다. 인간의 몸이 아무도 모르게 하고 있는 일의 경이로움! 나는 질병을 다루는 프로그램을 만들 때는 반드시 그 부분을 생각해보는 프로그램이 되도록 노력했다. 물론 그것만으로 건강을 지킬 수 있는 것은 아니다. 단지 조심해야 한다거나 올바른 생활습관을 가져야 한다는 말만으로는 절대 전달되지 않을 것이기 때문이다.

또 올바른 지식만 있으면 된다고 하는 것도 아니다. 그러나 좀 더 일찍 알지 못했기 때문에 불행하게 죽어가는 사람이 많은 것도 사실인 만큼, 전달하는 것을 업으로 삼고 있는 사람으로서 뭔가 해야겠다는 생각이 들었다.

신장 투석을 받고 있는 사람의 침대 옆에는 곁을 지켜주는 보호자가 거의 없었다. 아마도 보여주고 싶지 않은 일상일 것이다. 또 그렇기 때문에 지금 건강한 사람은 언젠가 자신이 그렇게 될 수도 있다는 사실을 알아차리지 못하고 살아간다. 환자들은 같은 처지에 있으면서도 서로 아무 말도 나누지 않는다. 그저 나란히 누워 천장만 바라보고 있고, 병실에는 침울한 정적이 흐른다. 현재 해마다 1만 명씩 새로운 환자가 추가되고 있다. 그러나 그 숫자는 표면적인 것이고, 실제로는 새로운 환자가 3만 명씩 생겨나서 그중 2만 명이 사망하고 있는 것이 일본의 현실이다.

아직도 죽음이 먼 나라 이야기로 들린다면, 이 책을 덮고 화장실에 갔을 때 '배뇨'의 순간에 꼭 생각해보길 바란다. 그 능력을 잃어버리고 '망가진 신장 대신에 전기로 움직이는 커다란 여과 장치에 의존하고 있는 자신'의 모습을 말이다. 단 한순간이라도 좋으니 꼭 그 모습을 상상해보길 바란다.

그런 순간을 생각해봄으로써 건강한 삶이 얼마나 소중한 것인지 깨닫는 것, 내가 앉으나 서나 늘 전달하고자 노력하는 것이다.

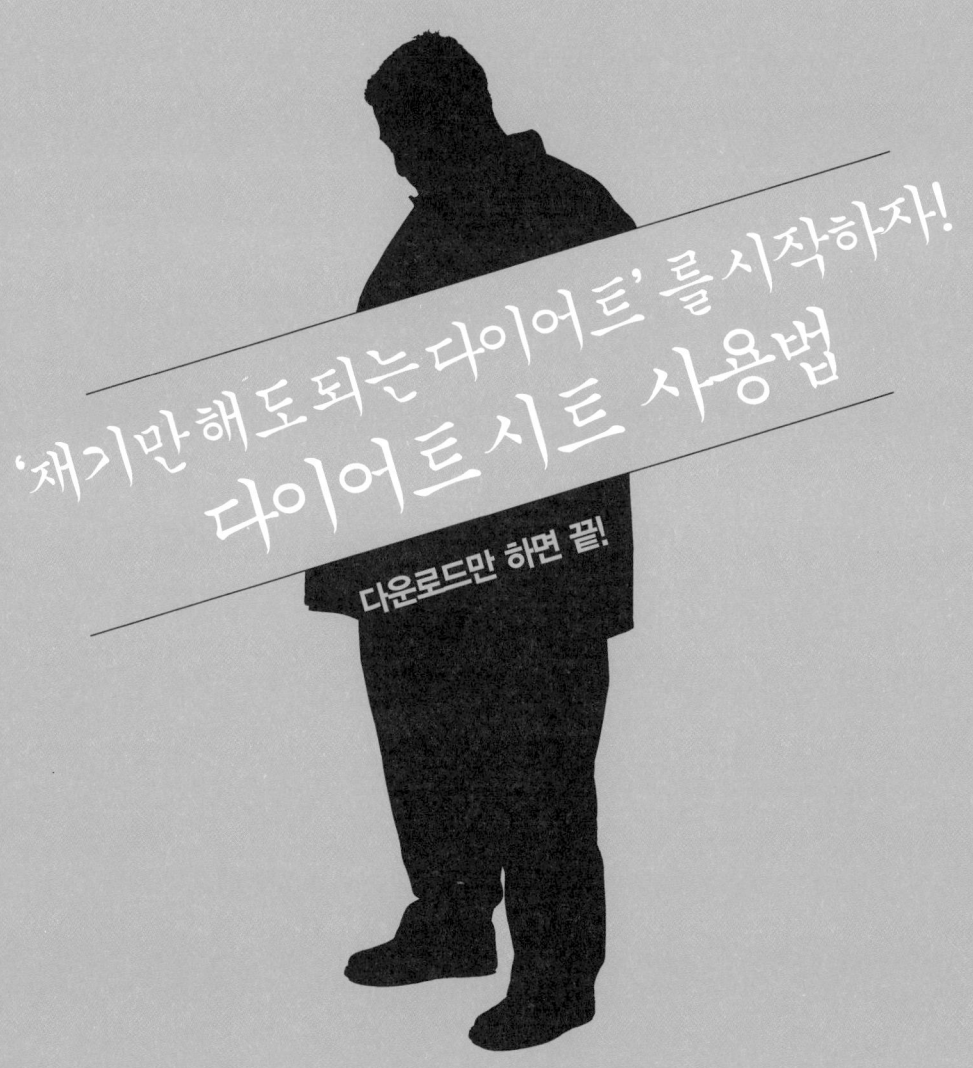

이 책에서 소개한 '재기만 해도 되는 다이어트'를 바로 시작할 수 있는 엑셀판 다이어트 표를 준비했다. 2013년 1월부터 12월까지 1년간 사용할 수 있다. 사용법은 지극히 간단하니, 꼭 사용해보길 바란다.
* '마흔 살의 다이어트' excel 시트는 마이크로소프트 excel 2003 SP3에서 작성된 것이다. 2003 엑셀 버전에서 원활하게 작동된다. 이 버전이 없을 경우 이 책 맨 뒤에 있는 '다이어트 실천 다이어리'를 복사해서 사용하기 바란다.

1 다이어트 표를 다운로드한다

❶ 이아소출판사 블로그에서 오른쪽 상단 '마흔 살의 다이어트'를 더블클릭합니다. 이아소출판사 블로그 (http://blog.naver.com/iasobook/9016754716)를 입력해도 다운로드할 수 있습니다.

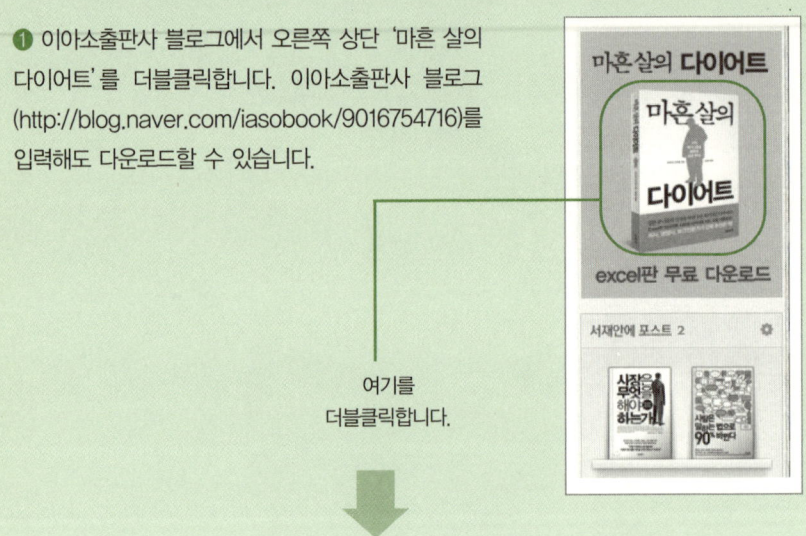

여기를
더블클릭합니다.

❷ 파일을 열면 매크로에 관해 묻는 창이 뜨는데, '매크로 포함'을 클릭합니다.

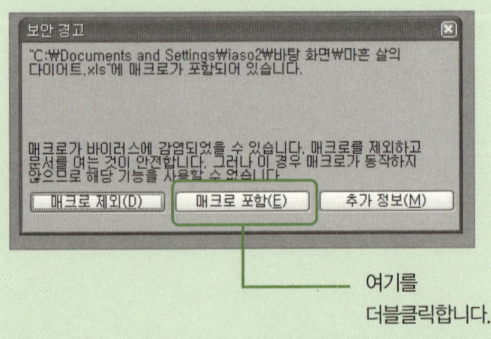

여기를
더블클릭합니다.

2 재기만 해도 되는 다이어트 ver.1을 확인한다

처음에 나오는 화면은 '입력표' 입니다.
여기에 매일 아침과 저녁의 체중, 그리고 핑계를 입력합니다.

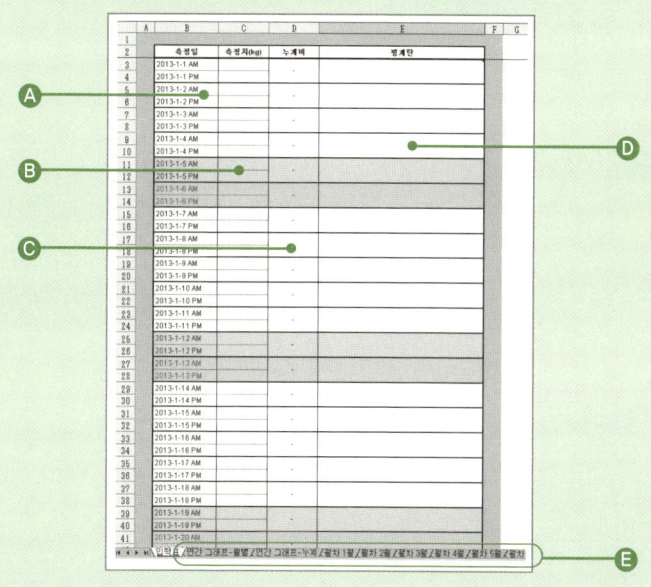

- **A** 측정일 ·············· 2013년 1월부터 12월까지의 날짜가 입력되어 있습니다.
- **B** 측정치(kg) ········ AM(오전)과 PM(오후)의 공란에 매일 측정한 체중을 입력합니다.
- **C** 누계비 ············· B에 체중을 입력하면, 다이어트를 처음 시작했을 때의 아침 체중과 비교해 얼마나 늘고 줄었는지가 자동으로 입력됩니다.
- **D** 핑계란 ············· 체중이 늘었을 때, 그 이유나 그날 있었던 일 등을 입력합니다.
- **E** 각각의 그래프 표 ··· '연간 그래프(월별)', '연간 그래프(누계)', 2013년 1월부터 12월까지 12개월분의 '월차 그래프' 가 있습니다. 기본적으로 이들 그래프는 다만 보기 위한 것입니다.

3 각 그래프의 세로축을 설정하자

입력표에 체중을 입력하면, 그 수치가 각 그래프에 반영됩니다. 다이어트를 시작하기 전에 이들 그래프의 세로축을 결정합니다. 나중에 설정을 변경하고 싶을 때는 얼마든지 다시 바꿀 수 있습니다.

연간 그래프(월별)

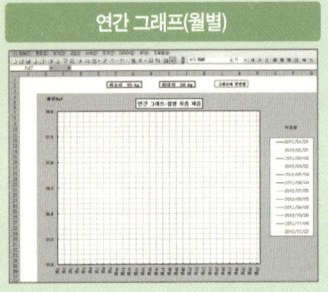

기준치는 최대치가 현재 체중에서 +1~2kg, 최소치는 -5~15kg입니다. 1년 동안 어느 정도 살을 빼고 싶은지를 고려해서 결정합니다.

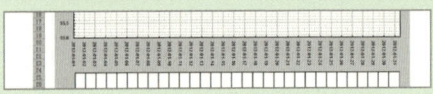

표 위쪽에 있는 최소치, 최대치란에 체중(kg)을 입력합니다.

연간 그래프(누계)

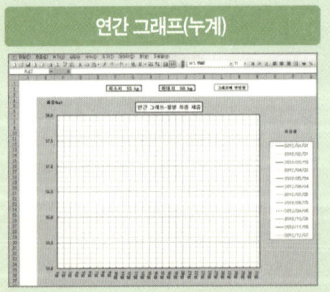

일단 위의 그래프(월별)와 같은 수치를 입력해놓습니다.

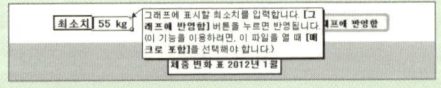

표 위쪽에 있는 최소치, 최대치란에 체중(kg)을 입력합니다.

월차 그래프

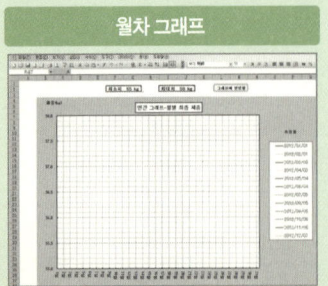

기준치는 최대치가 현재 체중에서 +1~2kg, 최소치는 -3~5kg입니다. 하루 동안의 체중 감량 목표치는 50~100g입니다. 1개월에 3kg 이상 줄이면, 이것이 곧 요요 현상의 원인이 되므로 주의합니다.

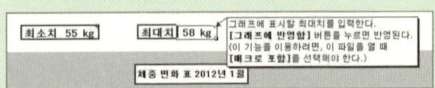

표 위쪽에 있는 최소치, 최대치란에 체중(kg)을 입력합니다.

4 입력표에 매일 체중을 입력한다

하루에 2회 측정한 체중을 입력합니다. 체중이 늘어났을 때는 핑계란에 체중이 늘어난 이유를 입력합니다.

측정일	측정치(kg)	누계비
2012-1-1 AM	68.50	-
2012-1-1 PM	69.40	
2012-1-2 AM	68.80	+0.30
2012-1-2 PM	69.55	
2012-1-3 AM	69.20	+0.70
2012-1-3 PM	69.85	
2012-1-4 AM	69.25	+0.75
2012-1-4 PM	69.60	
2012-1-5 AM	68.90	+0.40
2012-1-5 PM	69.40	
2012-1-6 AM	68.90	+0.40
2012-1-6 PM	69.30	
2012-1-7 AM	68.80	+0.30
2012-1-7 PM		
2012-1-8 AM		
2012-1-8 PM		

날짜의 AM란에 아침의 체중을 입력하고 PM란에 저녁의 체중을 입력합니다. 50g 단위로 입력할 수 있습니다. 체중을 입력하면 다이어트를 처음 시작했을 때의 아침 체중과 비교해 얼마나 늘고 줄었는지가 누계비란에 자동으로 표시됩니다. 늘었을 때는 빨간색으로 표시되고, 줄었을 때는 '-'로 표시됩니다.

핑계란에는 체중이 늘었을 때, 그 이유나 그날 있었던 일 등 짐작되는 원인을 입력합니다. 50자가 기준입니다. 그 이상 입력할 수도 있으나 월차 그래프에는 반영되지 않습니다.

핑계란

다이어트 시작. 허리둘레는 96cm. 저녁 약속 있어 맥주2잔에 소주 2잔

점심에 돈가스를 먹었기 때문에 저녁은 간단히. 맥주는 2병에서 1병으로.

퇴근길에 동료와 한잔. 집에서 한 정거장 전에 내려서 걸어감.

5 월차 그래프를 확인한다

입력표에 체중을 입력한 후에는 월차 그래프를 확인합니다. 그날그날의 체중 변화를 한눈에 확인할 수 있습니다.

❶ 월차 그래프를 본다

아침과 저녁의 체중 변화가 그래프에 표시됩니다. 한 눈금의 크기는 설정한 체중(세로축) 폭에 따라 달라집니다. 핑계란에 반영된 이유와 체중 변화를 함께 확인할 수 있어서 편리합니다.

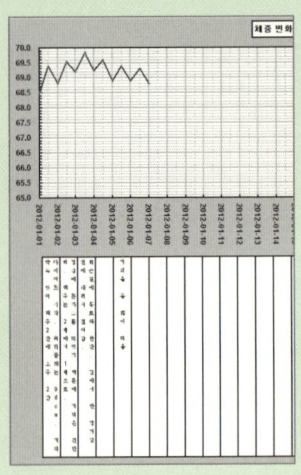

❷ 그래프의 폭을 변경한다   표의 체중 폭은 중간에 얼마든지 변경할 수 있습니다.

최소 65kg, 최대 70kg의 경우   최소 66kg, 최대 70kg의 경우

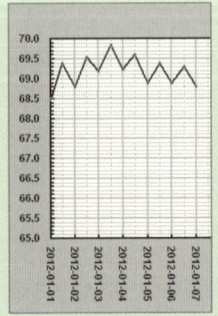 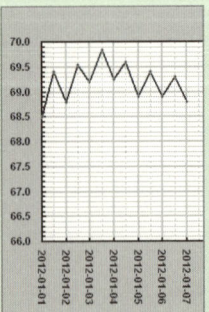

눈금 하나의 크기 차이에 따라 그래프의 형태가 변합니다.
체중의 폭이 작아지면 눈금 하나의 크기가 커지므로, 100g만 줄어도 그 차이가 크게 느껴집니다.

6 한동안 계속하면……

다이어트를 시작한 지 1개월이 지났다면 '연간 그래프(월별)', '연간 그래프(누계)'를 확인해봅시다. 처음 시작했을 때부터의 변화가 일목요연하게 나타납니다.

❶ 1개월이 지나면

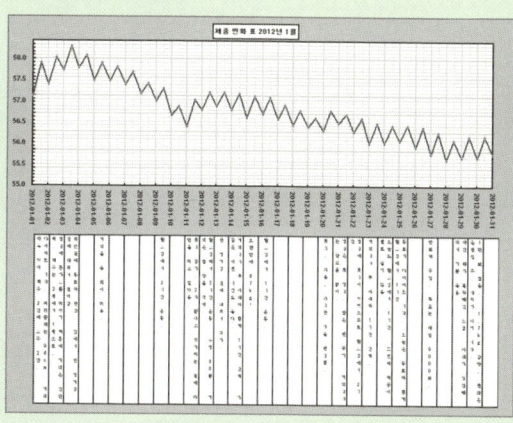

월차 그래프를 통해 1개월 동안의 체중 변화를 한눈에 알 수 있습니다.

❷ 몇 개월이 지나면

연간 그래프(월별)

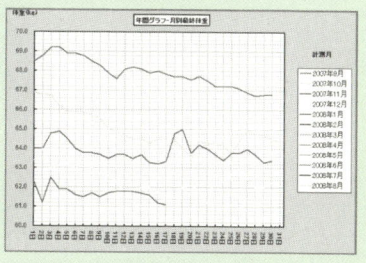

그달의 체중 변화를 전달과 비교해볼 수 있습니다.

연간 그래프(누계)

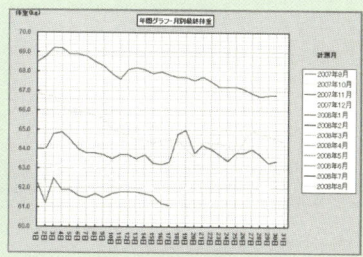

처음 시작했을 때부터의 체중 변화를 한눈에 알 수 있습니다.

다운로드한 다이어트 표는 컴퓨터에 올려놓고 매일 확인하세요.
각각의 그래프는 출력할 수도 있습니다.

> 카드를 이용해 즐겁게 체중을 줄인다
> 100칼로리 다이어트 카드로, '재기만 하는 다이어트'를 강력 지원!

STEP 1

하루에 몇 칼로리(단위는 Cal 또는 kcal)를 줄일 것인지 결정하자!

❶ 90일 동안 줄여야 할 목표 체중(5% 감량)을 계산한다.

현재 체중 ☐ kg×0.05= A kg이 목표 체중

❷ 하루에 줄여야 할 체중을 계산한다.

(A kg×1000)g÷90일= ☐ g/일

❸ 90일 동안 줄여야 할 칼로리를 계산한다.

A kg×7000kcal= C kcal

❹ 하루에 줄여야 할 칼로리를 계산한다.

C kcal÷90일= ☐ kcal/일

예를 들어 체중이 80kg인 경우

1) 80kg×0.05=4kg

2) (4kg×1000)g÷90일=44.4g/일

3) 4kg×7000kcal=28000kcal

4) 28000kcal÷90일=311kcal/일

→ 하루 동안의 체중 감량 목표치는 44.4g이며,
   하루 동안 줄여야 할 칼로리 목표치는 311칼로리가 된다.

이 책에서 소개하고 있는 100칼로리 다이어트법을 소개합니다. STEP 1 에서는 하루에 줄여야 할 칼로리 양을 계산했습니다. 이제 STEP 2에서는 100칼로리에 해당하는 음식물과 운동 카드 중에서 할 수 있음직한 것을 필요한 만큼 선택하면 준비 완료! 선택한 카드에 나와 있는 음식물을 피하거나 운동을 함으로써, 서서히 체중 감량을 실천해나가도록 합시다.

STEP 2
100칼로리 다이어트 카드를 선택하자!

하루 동안 줄여야 할 칼로리를 알았으면, 그에 해당하는 만큼의 카드를 선택합니다(300칼로리라면 3장). 식사를 제한하거나 운동하는 것 중에서 자신이 확실히 실천할 수 있을 것 같은 카드를 선택합니다. 100칼로리 카드는 아래의 홈페이지에 들어가면 다운로드할 수 있습니다.

100칼로리 카드 만두 1.4개
100칼로리 카드 줄넘기(천천히) 10분
100칼로리 카드 계단 오르기 17분
100칼로리 카드 농기계를 타고 하는 농삿일 48분

예를 들어 주식 편에서 '밥' 카드를 선택했다면 하루에 밥을 1/3공기 줄이고, 운동 편의 '걷기'를 선택했다면 매일 29분 더 걷습니다. 내가 스스로 선택한 것이니, 열심히 실천해봅시다! 그러나 그것이 속박이 되고 부담이 된다면 아무 의미가 없습니다. 실행 가능한 것으로 바꾸어도 OK!

100칼로리 카드 다운로드는 여기에서!

http://blog.naver.com/iasobook/

위의 주소에 접속하면 100칼로리 카드를 다운로드할 수 있습니다.
출력한 다음에 잘라서 사용하세요.

책을 마치며

나는 어렸을 때부터 게으름뱅이였고, 무엇 하나 제대로 해낸 기억이 별로 없다. 언제나 대충할 방법이 없나 하고 머리를 굴렸고, 강한 의지를 가지고 노력한 적이 전혀 없다.

이 다이어트 방법은 그런 나 같은 사람도 쉽게 해낼 수 있었던 정말 신기하기 짝이 없는 다이어트 방법이다.

체중을 14킬로그램 줄였다고 말하면, 사람들은 이렇게 말한다. "정신력이 굉장하군요." 그러나 나는 본래 강한 정신력, 이런 것과는 담을 쌓고 살아온 사람이다. 그냥 재미가 있어서 계속하게 된 것이고, 정말 그것뿐이다. 아이가 태어나자 '죽으면 안 되겠다는 생각'이 자연스럽게 강해졌다. 그러나 42세를 맞이한 생일에 내 인생의 마지막 다이어트를 시작하게 된 직접적인 계기는 아주 작은 어떤 '생각'이었다.

키 166센티미터인 내가 체중 69킬로그램이라는 숫자를 보았을 때의 일이다.

'70킬로그램이 된다면 이건 진짜 변명의 여지가 없는 뚱보네······.' 하는 생각이 머리를 스쳤다. 그리고 '만약 정말 그렇게 된다면, 틀림없이 에라, 모르겠다 하고는 더 뒤룩뒤룩해지겠지······?' 하고 조금 걱정이 되었다. 또 아이를 데리고 바닷가에 갔을 때, 이 부끄러운 배로 사람들의 주목을 받고 싶지 않다는 생각이 문득 스쳐갔다. 예쁜 여인네들도 많을 텐데(아, 관계없나?).

고등학교 다닐 때 이소룡을 좋아했는데, 이소룡이 마침 지금 우리 아이만 한 아이를 목마 태우고 바닷가를 걸어가는 사진이 있었다. 나도 그렇게 멋진 아버지가 되고 싶었다. 아직 10대를 벗어나지도 못한 주제에 그런 꿈을 품었던 것이 생각났다.

NHK에 입사한 것이 1987년이니, 이제 만 20년이 된다. 마침 얼마 전에 입사 당시의 건강검진 기록이 우연히 나타나 속으로 쾌재를 불렀다. 근소한 차이이긴 하지만 현재 체중이 더 가벼웠던 것이다. 아래 사진은 입사 동기끼리 기념으로 만들어 입었던 티셔츠다. 이 티셔츠를 다시 입을 수 있다는 것도 감개무량하다.

〈해보고 납득!〉이라는 프로그램을 만들어온 지도 13년이 되었다. 방송 이외의 방법으로 뭔가 사람들에게 도움이 될 만한 일이 없을까 해서, 틈틈이 쓴 것이 이 책이다. 나처럼 가족을 위해서 살아가는 아버지들의 발걸음을 환히 비추는 데 조금이라도 쓸모가 있기를 기대하는 마음도 있었다. 이해하기 쉽게 설명하고자 했기 때문에, 해석하기에 따라서는 부정확하다고 여겨질 만한 표현도 있을지 모르겠다(예를 들면 '좋은 물질', '나쁜 물질', '참 좋은 물질' 같은 것이 있겠다. 몸 안의 물질이 좋은 생각이나 나쁜 생각을 하는 것도 아닐 텐데 말이다). 과학적으로는 잘못 또는 오해를 불러일으킬 만한 표현은 배제하려고 노력했다. 물론 사실이 아닌 것을 날조한 것은 없다.

'체중을 재기만 해도 되는 다이어트' 라는 말을 처음 공개적으로 사용한 것은 2003년 계간지 〈NHK 해보고 납득!〉에서였는데, 당시의 담당자가 이 책을 만들어주어 매우 기쁘다. 어설프고 제멋대로인 나의 '생각'을 흔쾌히 받아들여주고, 즐겁게 일러스트를 그려주고, 집필을 도와준 분들에게 깊이 감사드린다.

마지막으로 티셔츠에 쓰인 NHK(No Holidays, Kids!) 생활을 하느라 가족을 돌보지 못한 나를, 두 아이를 키우면서 지켜봐준 아내에게도 감사한다. 아내에게 칭찬받는 것이 실은 굉장히 기분 좋은 일이라는 것을 깨닫게 된 것도 최근에 얻은 수확이다. 아내와 아이들이 없었다면 책이 나오지 못했을 것이다.

기타오리 하지메

다시 1년 반이 지났다.

안 그래도 집에 있는 시간이 적었는데, 그마저도 점점 더 줄어들어서, '가족을 위해서라고 참 말도 잘하는 상황' 에 빠져버렸다. 그래도 한 사람에게라도 더 알리고 싶다는 생각을 떨쳐버릴 수가 없다. 거리를 걷다가도, 지하철을 탔을 때도, 쓸데없이 무거운 배를 두르고 있는 사람을 보면 참을 수가 없는 것이다. 왜 다들 나이가 들면 배가 볼록 나오는 것일까? 왜 어떻게 좀 안 하는 것일까? 정말 좋은 방법이 있는데 말이다!

어디든지 가서 시간이 허락하는 한 직접 이야기를 전하고 싶다는 바람이 점점 커져 그것이 내 목을 조르는 듯한 느낌이 없는 것도 아니다. 그래도 더 많은 사람들에게 알리고 싶었다.

이런 마음이 받아들여졌는지, 이번에 다른 출판사에서 개정증보판을 내게 되었다. 출판사 직원들과 관계자 여러분에게 감사드린다. 의지가 약하기 때문이라는 이유로 건강한 삶을 시작하지 못하는 사람들을 위해서라도, 매년 개정증보판을 내고 싶다. 한편으로는 이보다 더 바빠지면 어쩌나 걱정이 앞서기도 한다.

그런데 신기하게 이런 와중에도 우리 집에 새로운 가족이 생겼다. 우리에게 와준 우리 천사를 위해서라도, 나도 어느 정도는 다른 사람만큼 수면 시간을 확보하고 몸을 보살펴야겠다고 진심으로 결의를 다져본다.

기타오리 하지메

마흔 살의 다이어트

초판 1쇄 인쇄_ 2013년 2월 10일
초판 1쇄 발행_ 2013년 2월 15일

지은이_ 기타오리 하지메
옮긴이_ 임정희
펴낸이_ 명혜정
펴낸곳_ 도서출판 이아소

등록번호_ 제311-2004-00014호
등록일자_ 2004년 4월 22일
주소_ 121-841 서울시 마포구 서교동 487 대우미래사랑 1012호
전화_ (02)337-0446 팩스_ (02)337-0402

책값은 뒤표지에 있습니다.
ISBN 978-89-92131-69-8 13510

도서출판 이아소는 독자 여러분의 의견을 소중하게 생각합니다.
E-mail: iasobook@gmail.com